徐凌云
睡眠障碍临证心悟

主　审　徐凌云

主　编　高　峰　吴　蔚

编　委　高　峰　吴　蔚　王　彬
　　　　靳艳果　李艳斐　李　珊
　　　　温蕴洁　夏　斌　庞　然
　　　　石　卉　高　鹏　李思闻

U0294872

人民卫生出版社

图书在版编目（CIP）数据

徐凌云睡眠障碍临证心悟／高峰，吴蔚主编. -- 北京：人民卫生出版社，2019

ISBN 978-7-117-26129-6

Ⅰ.①徐⋯　Ⅱ.①高⋯ ②吴⋯　Ⅲ.①睡眠障碍-中医临床-经验-中国　Ⅳ.①R277.797

中国版本图书馆 CIP 数据核字（2019）第 023507 号

人卫智网　www.ipmph.com	医学教育、学术、考试、健康，购书智慧智能综合服务平台	
人卫官网　www.pmph.com	人卫官方资讯发布平台	

徐凌云睡眠障碍临证心悟

主　　编：高　峰　吴　蔚
出版发行：人民卫生出版社（中继线 010-59780011）
地　　址：北京市朝阳区潘家园南里 19 号
邮　　编：100021
E - mail：pmph @ pmph.com
购书热线：010-59787592　010-59787584　010-65264830
印　　刷：北京盛通商印快线网络科技有限公司
经　　销：新华书店
开　　本：710×1000　1/16　　印张：11
字　　数：203 千字
版　　次：2019 年 2 月第 1 版　2021 年 5 月第 1 版第 2 次印刷
标准书号：ISBN 978-7-117-26129-6
定　　价：36.00 元

打击盗版举报电话：010-59787491　E-mail：WQ @ pmph.com
（凡属印装质量问题请与本社市场营销中心联系退换）

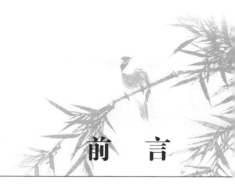

前　言

　　徐凌云教授是中国中医科学院知名专家,从事中医临床工作近五十载,为中国中医科学院名医名家传承项目的指导老师。徐教授早年作为全国著名老中医董德懋教授的学术传承人,跟随董老临床学习二十余年,全面继承了董老以调理脾胃为中心的学术思想和临床经验,并在其后的临床工作中不断总结,发展创新,形成了自己的学术思想,积累了丰富的临床经验。

　　徐教授提出:对外感病"解表清里消导扶正";内伤病"诸病不愈调脾胃,补肾养阴滋化源";疑难病注重整体辨证论治,配合非药物疗法调神;尤其在睡眠障碍疾病的诊治上,具有丰富的临床经验。徐教授将董老"调气积精全神"的思想融入失眠的治疗中,在运用中药辨证治疗的同时,将药物治疗与非药物治疗相结合,疗效显著,充分体现了中医治疗睡眠障碍的特色和优势。作为徐凌云教授的学术传承团队,我们学习老师的经验并运用于临床,受益匪浅,感悟颇多;同时也希望能系统总结传承老师的宝贵经验、临证心得,使其得以发扬光大,更好地服务于广大病患,故编撰此书。

　　本书分上、中、下三篇,上篇阐述了徐教授对睡眠障碍中医理论的认识并总结出治疗睡眠障碍二十四法,中篇详细介绍了徐教授对十三种睡眠障碍疾病的辨证分型及诊治验案,下篇集中介绍了徐教授治疗失眠的临床经验,其中包括徐教授学术思想渊源、医论、医案、验方、用药特色及学生们对徐教授学术思想的传承。全书展示了徐凌云教授的师承渊源、成长之路、对睡眠障碍中医治疗的独到见解,希望能为从事中医睡眠障碍专科及内科临床工作的各级医师、研究者提供一部参考书。

　　在本书的撰写过程中,徐凌云教授亲自对全书内容逐一进行了审定,并对医案进行了核实精选,传承项目团队的各位医师及多位研究生也付出了辛勤的劳动。但因不同医生及学生对老师的经验领悟有差异,再加之写作水平有限,书中难免有不当之处,还望各位同仁指正,不断更新修正。

　　本书能够撰写出版,得到了中国中医科学院学术处"名医名家学术传承专辑及临证思辨系列丛书"课题组及中国中医科学院望京医院科研处各位同仁的大力支持,在此一并致谢。

高　峰
2017 年 6 月

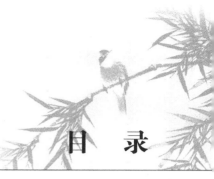

目 录

下篇 徐凌云治疗睡眠障碍的临床经验

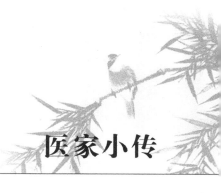

医家小传

徐凌云教授(1945—)，汉族，北京人。中国共产党党员，中国中医科学院望京医院内科主任医师，硕士研究生导师，全国著名老中医董德懋教授学术继承人。

徐教授年幼时多病，其父每请中医治疗，效果颇佳。受父亲影响，徐教授自幼喜爱中医。1963年考入北京中医学院，时值中医教育界受到"五老上书"的深刻影响，北京中医学院非常重视中医经典的学习。徐教授在校期间熟读《黄帝内经》《伤寒论》《金匮要略》等经典医籍，对其中的重要章节更是熟记于心，通篇背诵《长沙方歌括》《金匮方歌括》，熟记方剂组成和药物用量，学习期间确实下了一番苦功夫。

1969年徐教授大学毕业后分配到宁夏西吉县工作。西吉县地处六盘山区，卫生条件差，防疫水平低，环境艰苦，缺医少药，麻疹、痢疾、猩红热、百日咳等传染病时有发生。徐凌云教授及同仁一道用中药大锅汤预防麻疹，鸡苦胆治疗百日咳，麻杏石甘汤治疗麻疹合并肺炎，葛根芩连汤治疗急性肠炎，安宫牛黄丸治疗中毒性痢疾高热昏迷，银翘散、养阴清肺汤治疗白喉等，常显奇效。

1982年，徐教授在广安门医院进修期间，有幸跟随全国著名老中医董德懋先生学习。徐教授尊师重道、勤奋好学，深受董老喜爱，经常"开小灶"为其讲课，传授个人经验。1991年国家开始首批中医师承制教育，徐教授正式拜董老为师，得到董老真传，成为董老的学术继承人。董老崇尚脾胃学说，治外感擅用清解法，治内伤擅用调理脾胃法，强调"外疏通，内畅遂"，"里气通，表自和"，对于疑难重症则在注重整体观的同时擅于抓主证，疗效卓著。董老常言："勿伐天和，勿伐无过"，"用药宜精，用量宜轻，重病轻取，四两拨千斤"。徐教授继承了董老的学术思想，在临床中不断总结创新，发扬光大，形成了自身的学术特色。

徐教授从医近五十年，潜心临床，热情为患者服务，德艺双馨。对于治疗各种类型的睡眠障碍深有体悟。徐教授根据《黄帝内经》的有关论述，提出了中医睡眠学说，主要包括阴阳睡眠学说、营卫睡眠学说和神主睡眠学说。徐教授辨治睡眠障碍注重整体观,以调和阴阳、调理脏腑为主要思路。通过多年的临床工作,总结出治疗睡眠障碍的二十四法。其中虚证十四法:补营养血法、补益心气法、滋阴养血法、益气养血法、益气养阴法、补益心脾法、养心润肺法、补养心肝法、滋补肝肾法、健脾益气法、益气温胆法、滋阴降火法、交通心肾法、调和阴阳法;实证十法:清心泻火法、健脾和胃法、清胃泻热法、疏肝解郁法、清肝泻火法、清热利湿法、健脾化湿法、健脾化痰法、清热化痰法、活血化瘀法。创立了治疗失眠的多首验方,如补肾安神汤、疏肝安神汤、健脾安神汤、清胆安神汤等,用于顽固性失眠患者,疗效颇佳。

此外,徐教授对于外感病、内伤杂病、疑难病症的治疗均有独到的见解。

对于外感病的治疗,徐教授总结了"解表、清里、消导、扶正"八字诀。徐教授认为外感六淫或疫疬之气,邪犯肺卫,治疗当以解表散邪为先,表证属风寒者日少,属风热者渐多,故多用银翘散、桑菊饮等辛凉解表之剂。热邪一旦入里,传变迅速,变证多端,因此在宣散表邪的同时,注意清热解毒,以截断病势,解表兼以清里,常收到事半功倍的效果。徐教授治病非常重视顾护脾胃,表证兼有脾虚者多以党参、白术、山药等补脾健运;兼有胃滞者多以山楂、神曲、炒麦芽、炒谷芽等健胃消食;兼见大便秘结、排便不畅者,常用导滞通下法,每用火麻仁、莱菔子等,大便一畅,表邪解而内热清,正所谓"里气通,表自和"。同时结合患者自身体质,对于高龄患者,或日久不愈者,或疾病反复发作者,徐教授常在解表的同时予以扶正,正气足则祛邪有力,表邪易解,使邪去而无闭门留寇之弊,更有利于患者的康复。

治疗内伤杂病,徐教授喜用调脾补肾法。脾为后天之本,气血生化之源,肾为先天之本,内蕴元阴元阳,又称"五脏之本"。脾气健运,肾精充足,则气血充盈,精神内守,外邪不入,内邪不生。故徐教授临证多以调理脾胃为先,擅于把握脾胃与五脏的辨证关系,治脾胃以安五脏,或治五脏以调脾胃,审证求因,治病求本,喜用六君子汤、香砂六君子汤、补中益气汤等。肾居下焦,下焦为水道,易留湿蕴热,徐教授补肾常用杞菊地黄丸、六味地黄丸、知柏地黄丸,少数情况下用金匮肾气丸。如用杞菊地黄丸加减,治疗肝肾阴虚、脾虚胃滞的冠心病,肝肾不足、胃失和降的慢性胃炎、高血压,肝肾阴虚、瘀浊阻滞的糖尿病,肝肾阴虚、湿热下注的肾功能不全;用生脉散合杞菊地黄丸加减,治疗气阴两虚、肝肾亏损的糖尿病盗汗;用杞菊地黄丸合三仁汤化裁,治疗肝肾阴虚、湿热阻滞的干燥综合征等。

徐教授治疗疑难病症,喜用中药配合调气宁神养生操。调气宁神养生操的作用核心是调气积精全神,使精、气、神均得以补益,精神专一宁静,气盛精充神复,调动人体内在的潜能,则沉疴大症可起。

徐教授认为急症重症中参西,对中医有优势的病种,应充分发挥优势运用中医综合疗法；对西医有优势的病种，可以西医治疗为主，配用中药；对诊断不清或西医没有特效治法的病种则用中医治疗。徐教授在广安门医院工作期间，运用湿热泻合剂、暑湿泻合剂、寒湿泻合剂、热毒痢合剂治疗急性腹泻 100 例，有效率为 97.17%；清开灵治疗急性胰腺炎 26 例，有效率达 96.1%；用小柴胡汤合千金苇茎汤治疗支原体肺炎，补中益气汤治疗上消化道出血，针灸治疗急性痛症，银翘桑菊汤治疗流感等，每获良效。

徐教授坚持临床耕耘的同时，注重学术思想的整理和经验的传承。已发表论文 40 余篇，出版专著 11 部，《中医内科急症》获卫生部孙氏医学科研鼓励基金三等奖，《睡眠障碍的中医治疗》和《董德懋内科经验集》分获中华中医药学会科技进步著作优秀奖及三等奖。1996 年获"北京市禁烟先进工作者"称号，2003 年被评为"中国中医科学院抗击 SARS 勇士"。徐教授先后带教进修生、本科及七年制学生、研究生、外国留学生数十名，循循善诱，倾囊相授。

徐教授 1970—1984 年任宁夏西吉县公易卫生院医生、院长，县卫生局干部，县人大代表。1982—1984 年在中国中医科学院广安门医院内科研究室、急诊科进修，跟随名老中医董德懋、路志正、谢海洲等学习。1984—1997 年在广安门医院工作，历任急诊科主治医师、急诊科副主任、内科副主任医师、院党委办公室主任。1986—1987 年在北京协和医院急诊科进修一年。1991—1994 年师从名老中医董德懋教授，成为董老的学术继承人。1997—2004 年在中国中医科学院望京医院任人事处处长、主任医师。徐教授现年逾古稀，至今仍在望京医院及广安门医院出诊，并担任着世界中医药联合会睡眠医学专业委员会常务理事、呼吸病专业委员会常务理事、中华中医药学会急诊分会委员、北京中医急诊专业委员会顾问、国家食品药品监督管理局国家基本药物评审专家等学术职务，继续为中医药事业贡献着力量。

（靳艳果　整理）

上篇　中医睡眠学说及睡眠障碍

中医睡眠学说

1995 年徐教授根据《黄帝内经》等中医经典古籍的有关论述,提出了中医睡眠学说,主要包括阴阳睡眠学说、营卫睡眠学说和神主睡眠学说。

一、阴阳睡眠学说

阴阳的概念,属于中国古代哲学的范畴。哲学中论道阴阳从《易经》开始,所以《庄子·天下》说:"易以道阴阳"。阴阳的观念最初是很朴素、很直觉的,来源于古人对自然现象的感受和观察。阴阳学说是古人认识自然和解释自然的世界观和方法论,它包含着古代的唯物论和辩证法。阴阳学说认为,宇宙世界是物质的整体,是阴阳运动、变化的结果。《素问·阴阳应象大论》说:"清阳为天,浊阴为地;地气上为云,天气下为雨"。宇宙间的万事万物都包含着阴阳相互对立的两个方面,由于阴阳对立统一的矛盾运动,产生了宇宙间的一切事物及其发生、发展、变化和消亡。所以《素问·阴阳应象大论》说:"阴阳者,天地之道也,万物之纲纪,变化之父母,生杀之本始,神明之府也。"阴阳学说渗透在中医理论的各个方面,用以说明人体的生理功能及病理变化,指导对于疾病的诊断、治疗和预防保健。

阴阳睡眠学说认为,人体阴阳消长出入的变化,决定了睡眠和觉醒的生理活动。阴阳是自然界的规律,中医有关睡眠的理论也统摄于阴阳学说之中。《素问·金匮真言论》说:"平旦至日中,天之阳,阳中之阳也;日中至黄昏,天之阳,阳中之阴也;合夜至鸡鸣,天之阴,阴中之阴也;鸡鸣至平旦,天之阴,阴中之阳也。故人亦应之。"自然界中阴阳的盛衰消长,致使一天有昼夜晨昏的节律变化。人与自然是统一的整体,人体的阴阳消长出入与其相应,也具有明显的日节律。平旦时人体的阳气随自然界阳气生发而由里外出,阳气渐长,人起床活动,中午时分人体阳气盛于外部,黄昏则阳气渐消,入夜则阳气潜藏于内,人卧床休息。阳入于阴则寐,阳出于阴则寤。《灵枢·口问》说:"阳气尽,阴气盛,则目瞑;阴气尽而阳气盛,则寤矣。"阴主静,阳主动;阳气衰,阴气盛,则发生睡眠;阳气盛,阴气衰,则产生觉醒。这种阴阳盛衰主导睡眠和觉醒的机制,是由于人体阳气入里出表的运动来决定的。

　　人体的阴阳日节律是客观存在的,现代科学研究提供了客观依据。以人体激素分泌为例,即表现出阴阳日节律的变化。如甲状腺素、胰高血糖素、降钙素、促肾上腺皮质激素、糖皮质激素、肾素、醛固酮、儿茶酚胺、促性腺激素、睾酮及女性雌三醇等日间分泌增加,夜间分泌降低;而甲状旁腺素、促甲状腺素、肾上腺皮质激素、黄体酮、生长激素、催产素、抗利尿激素等夜间分泌增加,日间分泌减低。现代睡眠学认为,人的脑部存在着两个系统,一个促进睡眠,一个促进觉醒,称为睡眠-觉醒系统。睡眠得以发生,需要力量相对较强的觉醒系统的活动首先减弱,力量相对较弱的睡眠系统充分发挥作用,以致进入睡眠。觉醒系统活动过强,或睡眠系统力量不足,则不能发生睡眠。当觉醒系统活动增强,睡眠系统作用减弱,人就觉醒了。现代医学睡眠-觉醒系统的理论,与中医阴阳睡眠学说如出一辙,觉醒系统为阳,睡眠系统为阴,阴阳相互矛盾,相互斗争,又相互依存,相互协调,共同来完成睡眠与觉醒的生理活动。这充分说明中医的阴阳睡眠理论,有其相当科学的内涵。

　　阳入于阴则寐,阳出于阴则寤。因此,阴阳失调是睡眠障碍发病的总病机。具体而言,阴阳不和,阴不敛阳,阳不入阴,心神浮越,魂魄妄行,可见失眠、梦游。阴阳失调,阴失其平,而阳不固秘,波及精神,则发为梦交。阴阳失调,阳气失守,阴精不能封藏,精动神摇,产生梦遗。阴阳失调,阳不入阴,神魂不宁,下焦水道失约,发为遗尿。阴阳失调,不能交通,气机不畅,则发生鼾眠。阴阳失调,肾阴不足,肾水不能上济于心,心阳偏亢,心火上炎,不能下交于肾,心肾不能既济,水火失于交通,神躁不宁,肾精失守,可见多种睡眠障碍的发生。故而中医对于睡眠障碍的治疗原则,不出调和阴阳的范围。总之,阴阳睡眠学说阐释了睡眠的生理与病理机制,指导着中医对睡眠障碍的诊断、治疗和调养康复。

二、营卫睡眠学说

　　人体的气,有元气、宗气、营气、卫气、脏腑经络之气等数种。营气来源于脾胃运化的水谷之精气,由水谷之精气中浓厚的部分所化生。营气运行于血脉之中,成为血液中富于营养的部分,营养周身。故《素问·痹论》说:"荣者,水谷之精气也,和调于五藏,洒陈于六府,乃能入于脉也。故循脉上下,贯五藏,络六府也。"卫气主要由水谷之精气所化生,是水谷精气中剽悍的部分,活动力强,运动迅速,不受血脉的约束,循行于血脉之外,温分肉,充皮肤,肥腠理,司开合。故《素问·痹论》说:"卫者,水谷之悍气也,其气剽疾滑利,不能入于脉也,故循皮肤之中,分肉之间,熏于肓膜,散于胸腹"。营气与卫气相较,营气循行于脉中,属阴;卫气循行于脉外,属阳。《灵枢·营卫生会》说:"人受气于谷，谷入于胃，以传与肺，五藏六府，皆以受气，其清者为营，浊者为卫，营在脉中，卫在脉外，营周不休，五十而复大会。阴阳相贯，如环无端。"

营气循行于经脉之中，如环无端，运营不休。营气循行，出于中焦，上行于肺，注入经脉，循行于手太阴肺经之中至指端少商穴，上行手阳明大肠经至头迎香穴，转入足阳明胃经下行至足厉兑穴，注入足太阴脾经上行属脾注心中；再循手少阴心经至手少冲穴，转入手太阳小肠经至头颧髎穴，下行循足太阳膀胱经至足至阴穴，从足心入足少阴肾经上行至胸中；复从手厥阴心包经至手中冲穴，还注手少阳三焦经交于足少阳经头瞳子髎穴，循足少阳胆经下行至足窍阴穴，入足厥阴肝经上行从肝注肺。营气从其别支上巅循督脉入骶，再从任脉入缺盆，下注肺中，为一周。再出手太阴肺经，循十二经脉运行，一昼夜营运五十周。卫气日间运行于阳分二十五周，夜间运行于阴分二十五周，一昼夜运行五十周。平旦时分卫气出于目，目张则卫气由睛明穴上行于头，下项背循足太阳膀胱经之外至足小趾；并从目散行下循手太阳小肠经之外至手小指，从目散行下足少阳胆经之外至足小趾，上循手少阳三焦经之外至手无名指，又有上至耳前行足阳明胃经之外至足中趾，并从耳散行循手阳明大肠经之外至手拇指，再从手阳明入掌中、足阳明入足心，循足少阴肾经下行阴分，由跷脉出于目为一周，日行于阳二十五周。夜间卫气循行于阴经及五脏，如《灵枢·卫气行》说："阳尽于阴，阴受气矣。其始入于阴，常从足少阴注于肾，肾注于心，心注于肺，肺注于肝，肝注于脾，脾复注于肾为周。"即以肾、心、肺、肝、脾五行相克的顺序周行，卫气夜行于阴亦二十五周。

营卫之气营运不休，一昼夜周流全身五十周。日间自然界的阳气充盛，人体的营气营运于脉内，卫气循行于阳经脉外，各二十五周，营气荣养于内，卫气温护于外，人体的阳气充盛，则人寤而活动；夜间自然界阴气渐盛，人体的营气营运于脉内，卫气入于里循行于阴经和五脏二十五周，卫气与营气阴阳相会，则人寐而休息。正如《灵枢·营卫生会》说："夜半而大会，万民皆卧，命曰合阴"。由于营卫之气昼夜循行的变化规律，人体出现寤和寐的不同生理活动。正常的人，营卫气血旺盛，营卫循行规律正常，所以白天精神，夜间安眠。若营卫循行失常，便会发生睡眠障碍。老人为什么白天不精神，夜间又睡不着觉？《灵枢·营卫生会》说："老者之气血衰，其肌肉枯，气道涩，五藏之气相搏，其营气衰少，而卫气内伐，故昼不精，夜不暝。"卫气通过阴阳跷脉司目的闭睁，对于目不暝、多卧，《黄帝内经》均用卫气运行来解释。《灵枢·大惑论》说："卫气不得入于阴，常留于阳。留于阳则阳气满，阳气满则阳跷盛，不得入于阴则阴气虚，故目不暝矣。""肠胃大则卫气行留久，皮肤湿分肉不解则行迟，留于阴也久，其气不清则欲暝，故多卧矣。"

营卫睡眠学说，认识到睡眠-觉醒规律与大自然的昼夜交替规律相统一，并指出睡眠障碍发生的机制是多元性的，在卫气行于五脏六腑之时，任一环节导致卫气运行失常，就会出现睡眠障碍，即五脏六腑失调皆可令人不眠。营卫循行睡眠学说,还把睡眠与人的体质、免疫功能联系在一起。

营卫睡眠学说主张营卫循行的周期性动态变化引起睡眠和觉醒的生理现象。这与长期以来占统治地位的、主张睡眠是大脑休息的被动静止状态的睡眠学说有着本质的区别,而与现代睡眠学说相呼应。近三十年来人们才认识到睡眠是一种复杂的主动过程,并非是大脑完全休息,而是改变了活动方式。睡眠时神经系统、循环系统、内分泌、肌肉和各种神经反射活动均有明显的改变。如非眼球快速运动睡眠期,全身肌肉松弛,内脏副交感神经活动占优势,心率和呼吸减慢,血压降低,胃肠蠕动增加,基础代谢率降低,大脑总血流量减少;而眼球快速运动睡眠期,面部和肌肉有频繁发作性小抽动,内脏活动高度不稳定,胃分泌增加,有阴茎勃起,脑血流量比觉醒时明显增加,脑耗氧量也明显增加。由此可见营卫睡眠学说对于睡眠时卫气与营气相会、运行于阴经和五脏的认识是相当先进的,值得进一步研究。

三、神主睡眠学说

中医学中"神"的概念有三种含义。首先,是指自然界的规律。《素问·天元纪大论》说:"阴阳不测谓之神"。《荀子·天论》说:"万物各得其和以生,各得其养以成,不见其事,而见其功,夫是谓之神"。自然界的运动变化,化生万事万物,千变万化,好像不可预测的一样,这种现象是自然界的规律,不以人的意志为转移,是神的表现。其次,是指人整体的生命活动。《灵枢·天年》说:"血气已和,荣卫已通,五藏已成,神气舍心,魂魄毕具,乃成为人。"神随先天之精,孕育于父母,从生命活动的开始即存在于人体。对人体生命活动外在表现的总概括,既包括生理性的表现,也包括病理性的变化,称之为神。如《素问·本病论》说:"得神者昌,失神者亡。"神的第三种含义,是指人的精神、意识、思维活动等。神主睡眠学说所说的神,即指神的第三种含义。神,又有广义与狭义之分。广义的神,即整体的神,统属于心。明代张景岳《类经·藏象类》说:"凡情志之属,惟心所统,是为吾身之全神也。"狭义的神是整体神的一部分。整体的神,可分而为五,即神、魂、魄、意、志。《灵枢·本神》说:"生之来谓之精,两精相搏谓之神,随神往来者谓之魂,并精而出入者谓之魄,所以任物者谓之心,心有所忆谓之意,意之所存谓之志"。神、魂、魄、意、志,分属于五脏,心藏神、肝藏魂、肺藏魄、脾藏意、肾藏志。《灵枢·卫气》说:"五藏者,所以藏精神魂魄者也。"

《素问·灵兰秘典论》说:"心者,君主之官,神明出焉。"人的精神、意识、思维活动,分属于五脏,而统摄于心。《灵枢·本神》说:"所以任物者谓之心"。心具有接受外来信息的作用。所以张景岳在《类经·疾病类》中指出:"心为五脏六腑之大主,而总统魂魄,兼该志意。故忧动于心则肺应,思动于心则脾应,怒动于心则肝应,恐动于心则肾应,此所以五志惟心所使也。"又说:"情志之伤,虽五脏各有所属,然求其所由,则无不从心而发"。

神藏于心,而又主宰于心,《灵枢·邪客》说:"心者,五藏六府之大主也,精神之所舍也。"心主神明,统摄协调五脏,主持精神、意识和思维活动。神在人体具有重要的地位,神充则身体强健,神衰则身体虚弱。神机旺盛,则精力充沛,面色红润光泽,两目炯炯有神,动作灵活,思维敏捷。神的活动,反映了心主神明的功能,是神、魂、魄、意、志和其他精神活动的主宰,统领和协调全身脏腑功能和人的精神活动,使人能对外界事物作出正确的判断和反应。

神主睡眠学说认为,睡眠和觉醒由神的活动来主宰,神安则人能进入睡眠,神不安则人不能入睡。正如明代张景岳所说:"盖寐本乎阴,神其主也。神安则寐,神不安则不寐。"神的活动,具有一定的规律性,随自然界阴阳消长而变化。白天属阳,阳主动,故神营运于外,人寤而活动;夜晚属阴,阴主静,故神归其舍,内藏于五脏,人寐而休息。清代唐容川《血证论》说:"寐者,神返舍,息归根之谓也。"神安静守舍则能寐,若神不能安其舍,则魂魄游荡飞扬,会出现不寐、多梦、梦游、梦语等多种睡眠障碍病证。《类经·疾病类》说:"盖心为君主之官,神之舍也。神动于心,则五脏之神皆应之,故心之所至即神也,神之所至即心也。第心帅乎神而梦者,因情有所着,心之障也。神帅乎心而梦者,能先兆于无形,神之灵也。夫人心之灵,无所不至,故梦象之奇,亦无所不见,诚有不可以言语形容者。"因此,心主神明的生理功能异常,即可出现精神、意识、思维的异常,表现为失眠、多梦、神志不宁,甚至谵妄;或可出现反应迟钝、健忘、精神委顿,甚至昏迷、不省人事等临床表现。《灵枢·邪客》说:"心者,五藏六府之大主也,精神之所舍也,其藏坚固,邪弗能容也。容之则心伤,心伤则神去,神去则死矣。"《素问·灵兰秘典论》也说:"主明则下安……主不明则十二官危"。

中医神主睡眠学说认为睡眠和觉醒由神的活动来主宰。神统摄于心,关乎五脏,因此睡眠和人体全身的功能活动状态有关。近年来现代医学研究证明,睡眠是复杂的主动过程。虽然睡眠的"黑匣子"尚未打开,但是睡眠时神经系统、循环系统、内分泌、肌肉和各种神经反射活动均有明显的改变,反映出睡眠是人体一种整体的生命活动形式。中医神主睡眠学说的整体睡眠观,开辟了广阔的研究领域;同时中医从整体调节治疗睡眠障碍的方法丰富多彩,也为睡眠障碍的治疗开创了光明的前景。

上述三个中医睡眠学说相互联系,构成了中医睡眠理论体系。阴阳睡眠学说认为,人体阴阳消长出入的变化,决定了睡眠和觉醒的生理活动,是中医睡眠理论的总纲领,揭示了睡眠和觉醒的基本原理。营卫睡眠学说是阴阳睡眠学说的具体化,睡眠时卫营相会,运行于阴经和五脏,揭示了睡眠的运动本质。神主睡眠学说突出了中医睡眠的整体观,揭示了睡眠是人体整体的生命活动形式。

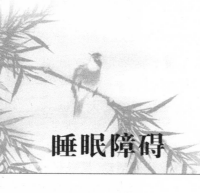

睡眠障碍

一、睡眠障碍分类

睡眠障碍以其临床特征分为睡眠失调和睡中异常两大类。

1. 睡眠失调 睡眠失调是指患者入睡、睡眠持续时间、睡眠-觉醒程度、睡眠质量等方面发生异常,主要包括失眠、嗜睡、多梦、鼾眠、拘挛瘈疭等疾病。

失眠以经常性不能够获得正常睡眠为特点;嗜睡者夜间睡眠正常,白天精神疲惫,昏沉欲睡,睡眠过多;多梦者经常睡眠不实,乱梦纷纭;鼾眠者睡眠中常气道不畅,鼾声响亮;拘挛瘈疭者睡眠中腿部肌肉拘急挛缩或伸屈抽动。

2. 睡中异常 睡中异常是指患者在睡眠阶段或从深睡中醒转不充分而在睡眠中发生,或因睡眠而加剧的各种功能失调。主要有梦游、梦魇、梦惊、梦语、梦交、梦遗、遗尿、龂齿等疾病。

梦游者睡眠中不自主的起床活动,醒后对睡中行为一无所知;梦魇者睡眠中因噩梦而出现胸部不适,如被重物所压,欲动不能,欲呼无声;梦惊者睡眠中噩梦荒诞,惊惕不安,尖声惊叫;梦语者睡中呢喃,梦呓不断;梦交、梦遗为睡梦中性交;遗尿者在睡眠中小便自遗;龂齿者则睡眠中牙齿磨切不止。

二、睡眠障碍病因病机

1. 睡眠障碍病因 睡眠障碍的病因,可以概括为先天禀赋不足、脏腑稚嫩、元气虚损、七情郁结以及邪由内生五个方面。

(1)先天禀赋不足:先天禀赋,是指人的有生之初,受于父母的先天之精的质量及数量。先天禀赋有强有弱,其决定于父母的遗传基因(精)、体质、生育年龄等多种条件。先天禀赋不足、脏腑元气虚弱是多种睡眠障碍疾病的发病原因之一,其特点常具有家族多发的倾向,追查病史常可发现患者及家庭成员还兼有其他睡眠障碍疾病。如梦惊、遗尿的发病与先天禀赋有极其密切的关系,据统计约50%的梦惊患者有家族史,17%~66%的遗尿儿童有家族史。

（2）脏腑稚嫩：人体有一个生长发育渐至衰老的过程。《黄帝内经》认为男子以八岁、女子以七岁为一阶段。《素问·上古天真论》说："女子七岁，肾气盛，齿更发长；二七而天癸至，任脉通，太冲脉盛，月事以时下，故有子……丈夫八岁，肾气实，发长齿更；二八，肾气盛，天癸至，精气溢泻，阴阳和，故能有子。"由此可以看出，女子二七、男子二八以前，脏腑元气尚属稚嫩不充阶段。脏腑稚嫩、元气不充，是多种睡眠障碍的发病原因，其中以嗜睡、梦游、梦魇、梦惊、遗尿等疾病更为明显。多项调查显示：梦游多发生于6~12岁的儿童；梦魇约半数的患者在10岁以前即开始发作；梦惊多发生于4~12岁的儿童，以7岁以前更为多见，14岁以后发作逐渐减少乃至停止；遗尿多发于5~12岁的儿童，至18岁以后显著下降，仅1%左右；12~14岁的中学生龀齿的发病显著高于15~18岁的中学生。

（3）元气虚损：脏腑虚损、元气不足，是睡眠障碍发病的第一位原因。脏腑虚损、阴精不足、营血亏虚是产生虚证失眠的直接原因，同时也是实证失眠致病之邪产生的基本条件。脾气虚弱，气血不足，肾精亏乏，以致元神失养，是嗜睡发生的重要原因；多梦的主要原因是脏腑虚损，以心肝肾三脏为主；拘挛瘛疭的发病，以气血阴液不足为重要因素；梦魇的发生乃因脏腑虚损、胆气虚弱；梦语的发生因于正气虚弱，神魂怯馁，责在心脏，涉及肝脾；梦交、梦遗的发病有脏虚精滑之因；遗尿主因脏虚失约；龀齿或由正虚失养。总之，脏真虚损、元气不足，是各种虚证睡眠障碍的致病原因。

（4）七情郁结：七情郁结也是睡眠障碍的重要致病原因。《素问·举痛论》说："百病生于气也。怒则气上，喜则气缓，悲则气消，恐则气下……惊则气乱……思则气结。"情志变化过甚，必然影响脏腑的功能活动，扰动心神而发生睡眠障碍。七情太过，脏腑受损，心神失养，或气郁化火，扰动心神，神魂不宁，是失眠的重要原因。恼怒气郁，情志不畅，可致失眠、多梦、梦游、梦魇、梦惊等多种睡眠障碍发生。思虑过度，脾胃气结，运化失司，以致心脾两虚，神失所养，可见失眠、嗜睡、多梦、梦游、梦交等疾病。大惊卒恐，损伤心神，则会发生失眠、梦游、梦魇、梦惊等病证。睡眠障碍属心神疾病，而七情郁结是导致心神病变的重要原因。

（5）邪由内生：睡眠障碍的致病之邪，有痰、湿、火、热、瘀、食等数种，而以痰湿瘀血更为多见。痰生于脾，脾虚不运，聚湿酿痰，痰浊阻滞，心神被扰则发病。痰浊可夹风，积热化火，则为病更烈。痰浊致病具有广泛性，可导致失眠、嗜睡、多梦、鼾眠、拘挛瘛疭、梦游、梦魇、梦惊等多种睡眠障碍的发生。此外，痰瘀互结、痰湿相兼为病，常致病久不愈，缠绵不解。湿邪的产生，离不开中焦脾胃的功能失调，中虚不运，则湿邪留滞；外湿渐入亦有脾虚之内因。湿邪留滞，蒙蔽清窍，心神被扰，则可发生睡眠障碍。湿邪常与热邪相合，湿热为病其害更甚于湿。湿邪致病，可见于嗜睡、多梦、拘挛瘛疭、梦语、梦交、遗尿、龀齿等多种疾病。瘀血是导致睡眠障碍的不可忽视的原因。凡跌仆外伤，或瘀血内生，或久病入络，皆可致瘀血成为致病因素。瘀血致病，可见于失眠、嗜睡、鼾眠、拘挛瘈疭、梦游、梦魇、梦惊、梦语、梦交等各种睡眠障碍中。火热致病也具有一定的广泛性，可见于失眠、多梦、梦游、梦交、梦遗、龇齿等疾病，更有痰热/痰火互结、湿热相兼、瘀热相合，均可导致睡眠障碍的发生。

还应该说明的是，先天禀赋不足、脏腑稚嫩、元气虚损、七情郁结以及邪由内生五种病因并非各自孤立存在，而是互因相生。如先天禀赋不足可致元气损；七情郁结后可以化火生痰，或灼津伤阴等。因此，不能机械对待。

2. 睡眠障碍病机 睡眠障碍的病机可以概括为阴阳失调、神元失养和邪扰神动等三方面。

（1）阴阳失调：阳入于阴则寐，阳出于阴则寤。因此，从广义角度来说，阴阳失调是睡眠障碍发病的总病机；从狭义角度来讲，阴阳失调是睡眠障碍发病的重要病机所在。阴阳不和，阴不敛阳，阳不入阴，心神浮越，魂魄妄行，可见梦游；阴阳失调，阴失其平，而阳不固秘，涉及精神，则发梦交；阴阳失调，阳气失守，阴精不能封藏，精运神摇，产生梦遗；阴阳失调，阳不入阴，神魂不宁，下焦水道失约，发生遗尿；阴阳失调，不能交通，气机不畅，则发生鼾眠。心肾不交是典型的阴阳水火失调，肾阴不足，肾水不能上济于心，心阳偏亢，心火上炎，不能下交于肾，心肾不能既济，水火失于交通，神躁不宁，肾精失守，可导致失眠、多梦、梦游、梦惊、梦交、梦遗等多种睡眠障碍。阴虚火旺也是常见的一类阴阳失调，常见于失眠、梦交、梦遗等睡眠障碍。肾阴不足，虚火上炎，心神不宁，相火内炽，扰动精室，则发生遗精或梦交；心阴不足，心火独亢，阴血不养，火热扰动，心神不安，因而发生失眠。

（2）神元失养：脏腑阴阳气血不足，致使神元失养，神魂不守，是睡眠障碍的重要病机。凡睡眠障碍之虚证，皆是神失所养而致，多见于失眠、嗜睡、多梦、梦魇、梦惊等疾病。《素问·八正神明论》说："血气者，人之神，不可不谨养。"气血与神的活动有密切的关系，气血充盛则神旺，气血不足则神失奉养而衰颓。因此气血不足，神失所养，躁扰不宁，神魂游荡，可以发生多种睡眠障碍。心血不足，心神失养，可见失眠、多梦、梦惊、拘挛瘈疭；心气不足，不能温养，心神不宁，可发生梦惊、梦交；气血两虚，气不温煦，血不濡养，神魂不宁，精神不振，可见嗜睡、梦魇、梦惊、梦语、龇齿等疾病。从脏腑而言，心胆气虚，心虚则神无主，胆虚则决断无权，神魂不安，可发为失眠、梦魇、梦惊等疾病；脾气虚弱，运化不行，水谷精微不能上奉心脏，神失所养，发为嗜睡，筋脉失其温养，可见拘挛瘈疭；脾气不足，心血虚少，心脾两虚，心神失养，神魂不安，发为失眠、多梦、梦交、梦遗等疾病。阴精的滋养，阳气的温煦，是神魂生存的基本条件。脏腑之气虚弱，阴液或阳气衰减，则神魂不能守于舍，神魂飞扬游荡，发为睡眠障碍。如心阴不足,心神失养,魂不守舍,发为失眠、梦魇;心肺阴虚,液少神躁,神魂失守,则发为梦游、梦魇;肾阴亏虚,水不涵阳,相火易动,发为梦遗;肝肾阴虚,肝阳上扰,神魂不守,发为多梦,阴血不能滋濡,则发为拘挛瘛疭、龂齿;肾阳虚衰,下元虚冷,神元不振,肾关不约,可发为嗜睡、梦遗、遗尿;脾肾两虚,气化失常,心火失温,神躁不宁,发为多梦;脏虚不约,关门不控,发为遗尿。凡此种种,皆脏腑虚弱、神元失养所致。

（3）邪扰神动:邪气滞留,影响脏腑正常功能,扰动神志,以致神魂不宁,也是睡眠障碍的重要病机,致病多属实证。如心火亢盛,灼迫心神,神不守舍,游荡不宁,则发生梦游;相火内扰,肾关不固,则发为梦遗;肝气郁滞,疏泄失职,魂不守舍,飞扬游荡,发为多梦、梦游、梦语;气郁化火,肝火炽盛,火热扰动心神肝魂,神魂不宁,发为失眠、多梦、梦游;心动神摇,精室被扰,则发为梦交、梦遗。饮食积滞,胃失和降,从大络逆而犯心,心神不得安宁,发为失眠、梦惊。湿邪阻滞中焦,气机不利,和降失司,心神被蒙,发生嗜睡、多梦;湿热阻滞肝经,熏蒸神魂,则精神昏愦,发为嗜睡,神魂不宁,可见梦语、遗尿、龂齿。痰浊阻滞,困遏心神,精神不振,发为嗜睡;痰浊上扰,神魂不安,游荡飞扬,可见梦魇、梦语、梦惊。瘀血阻滞,经脉不畅,神魂不安,飞扬游荡,可发生失眠、嗜睡、鼾眠、拘挛瘛疭等多种睡眠障碍。

三、睡眠障碍常见证候

对于睡眠障碍的常见证候,临床以虚实为纲可分为虚证和实证两大类。

睡眠障碍虚证

1. 心血不足

临床表现:心悸怔忡,面色淡白少华或萎黄,惊惕健忘,头昏目眩,口唇淡白,舌淡,脉细弱。

疾病举例:失眠、梦惊。

2. 心气不足

临床表现:心悸气短,动则尤甚,神疲乏力,少气懒言,畏风自汗,面色苍白,舌淡齿痕,脉沉弱或结代。

疾病举例:梦惊、梦交。

3. 心阴不足

临床表现:心悸怔忡,惊惕健忘,五心烦热,口干咽燥,潮热盗汗,舌红少苔,脉细数。

疾病举例:失眠、梦魇。

4. 脾气虚弱

临床表现:面色萎黄,精神疲倦,气短懒言,纳谷不馨,食后腹胀,大便溏薄,四肢无力,舌淡苔白,脉缓而弱。

疾病举例:嗜睡、拘挛瘛疭。

5. 心脾两虚

临床表现:心悸健忘,头晕目眩,纳呆食少,腹胀便溏,面色萎黄,妇女月经量少色淡,淋漓不尽,舌质淡嫩,脉细弱无力。

疾病举例:失眠、多梦。

6. 心肺阴虚

临床表现:精神恍惚,心悸怔忡,五心烦热,干咳少痰,口燥咽干,舌红少苔,脉细。

疾病举例:梦游、梦魇。

7. 心肝血虚

临床表现:心悸怔忡,健忘多梦,筋脉拘急,四肢麻木,两目干涩,视物昏蒙,面色淡白,爪甲不荣,妇女月经量少色淡,甚则闭经,舌淡,脉细。

疾病举例:多梦、拘挛瘛疭。

8. 肝肾阴虚

临床表现:头晕目眩,耳鸣如蝉,咽干口燥,五心烦热,健忘盗汗,腰膝酸软,舌红少苔,脉细数。

疾病举例:多梦、拘挛瘛疭。

9. 心胆气虚

临床表现:心悸怔忡,胸闷气短,恐惧胆怯,如人将捕之,自汗出,舌淡苔白,脉弦细无力。

疾病举例:梦魇、梦惊。

10. 心肾不交

临床表现:心烦惊悸,健忘口干,眩晕耳鸣,潮热盗汗,腰膝酸软,舌红少苔,脉细数。

疾病举例:梦交、梦遗。

11. 气血两虚

临床表现:头晕目眩,心悸怔忡,神疲乏力,少气懒言,健忘肢麻,面色淡白,舌淡齿痕,脉沉弱。

疾病举例:嗜睡、龄齿。

12. 气阴两虚

临床表现:心悸气短,神疲乏力,惊惕不安,五心烦热,口燥咽干,自汗盗汗,舌红少苔有裂纹,脉细弱或结代。

疾病举例:梦游、梦惊。

13. 阴虚火旺

临床表现:头晕目眩,耳鸣心烦,潮热盗汗,腰膝酸软,面红颧赤,咽干口燥,便干溲赤,舌红少苔,脉细数。

疾病举例:梦交、梦遗。

14. 阴阳失调

临床表现:头晕目眩,心悸易惊,自汗盗汗,腰膝酸软,舌淡,脉沉细弱。

疾病举例:鼾眠、遗尿。

睡眠障碍实证

1. 心火亢盛

临床表现:心悸不宁,胸中烦热,面赤口渴,口舌生疮,小便短赤,舌尖红,脉数。

疾病举例:梦游、遗精。

2. 痰热扰心

临床表现:胸闷脘痞,哭笑无常,狂言乱语,心悸烦躁,大便秘结,舌红苔黄厚腻,脉滑数。

疾病举例:梦魇、梦语。

3. 胃气不和

临床表现:胸脘满闷,恶心欲呕,嗳气频作,不思饮食,大便不畅,或糟粕不化,舌苔厚腻,脉滑。

疾病举例:失眠、梦惊。

4. 胃热炽盛

临床表现:胃脘灼热,嘈杂吞酸,渴喜冷饮,口气秽浊,消谷善饥,大便秘结,齿龈肿痛,舌红苔黄燥,脉洪大或滑数。

疾病举例:梦语、龂齿。

5. 肝郁气滞

临床表现:精神抑郁,两胁胀痛,胸闷太息,烦躁易怒,妇人月经不调,舌淡红苔薄,脉弦。

疾病举例:梦游、梦语。

6. 肝火上炎

临床表现:头晕目赤,胁肋灼痛,烦躁易怒,面红口苦,小便短赤,大便秘结,舌红苔黄厚,脉弦数。

疾病举例:多梦、梦交。

7. 肝经湿热

临床表现:两胁胀痛灼热,口苦口黏,腹胀呕恶,大便不爽,小便短赤腥臊,舌红苔黄腻,脉弦数或滑数。

疾病举例:遗尿、龋齿。

8. 湿阻中焦

临床表现:头身困重,精神不振,脘腹胀满,不思饮食,口淡口黏,大便溏泄,舌胖有齿痕,脉濡细缓。

疾病举例:嗜睡、多梦。

9. 痰浊阻滞

临床表现:头晕目眩,胸中满闷,体丰多痰,恶心欲呕,食欲不振,肢重欲卧,舌苔厚腻,脉滑。

疾病举例:嗜睡、梦游。

10. 瘀血阻滞

临床表现:头部沉重刺痛,胸痛窒闷,口干不欲饮,或但欲漱水不欲咽,肌肤甲错,面色晦暗,舌暗有瘀斑,脉细或涩。

疾病举例:嗜睡、鼾眠。

四、睡眠障碍中医治法

睡眠障碍的中医治疗大法,可概括为补、和、清、消、安等五法。

(一) 补益法

补益法的运用涉及心、肝、脾、肺、肾和胆等脏腑,可分为十一法。

1. 补营养血法

适用证候:心血不足。

常见疾病:失眠、梦惊。

常用方剂:四物汤、圣愈汤。

2. 补益心气法

适用证候:心气不足。

常见疾病:梦惊、梦交。

常用方剂:妙香散。

3. 滋阴养血法

适用证候:心阴不足。

常见疾病:失眠、梦魇。

常用方剂:天王补心丹。

4. 益气养血法

适用证候:气血两虚。

常见疾病:嗜睡、梦魇、梦惊、梦语。

常用方剂:八珍汤、人参养荣汤、大定心汤。

5. 益气养阴法

适用证候:气阴两虚。

常见疾病:梦游、梦惊。

常用方剂:甘麦大枣汤、炙甘草汤。

6. 补益心脾法

适用证候:心脾两虚。

常见疾病:失眠、多梦、梦魇、梦交、梦遗。

常用方剂:归脾汤。

7. 养心润肺法

适用证候:心肺阴虚。

常见疾病:梦游、梦魇。

常用方剂:百合地黄汤。

8. 补养心肝法

适用证候:心肝血虚。

常见疾病:多梦、拘挛瘛疭。

常用方剂:补肝汤。

9. 滋补肝肾法

适用证候:肝肾阴虚。

常见疾病:多梦、拘挛瘛疭。

常用方剂:杞菊地黄丸、一贯煎。

10. 健脾益气法

适用证候:脾气虚弱。

常用疾病:嗜睡、拘挛瘛疭。

常用方剂:香砂六君子汤、补中益气汤。

11. 益气温胆法

适用证候:心胆气虚。

常见疾病:失眠、梦魇、梦惊。

常用方剂:十味温胆汤。

(二) 调和法

调和法的运用涉及心、肾、脾、胃等脏腑,可分为四法。

1. 调和阴阳法

适用证候:阴阳失调。

常见疾病:鼾眠、梦游、梦交、梦遗、遗尿。

常用方剂:桂枝加龙骨牡蛎汤、柴胡加龙骨牡蛎汤。

2. 交通心肾法

适用证候:心肾不交。

常见疾病:失眠、多梦、梦游、梦惊、梦交、梦遗。

常用剂:黄连阿胶汤、黄连清心饮、交泰丸、磁朱丸。

3. 滋阴清(降)火法

适用证候:阴虚火旺。

常见疾病:失眠、梦交、梦遗。

常用方剂:知柏地黄丸、二阴煎、三才封髓丹。

4. 健脾和胃法

适用证候:胃气不和。

常见疾病:失眠、梦惊。

常用方剂:半夏秫米汤。

(三)清热法

清热法的运用涉及心、胃、肝等脏腑,可分为五法。

1. 清心泻火法

适用证候:心火亢盛。

常见疾病:梦游、遗精。

常用方剂:朱砂安神丸、二阴煎。

2. 清胃泻热法

适用证候:胃热炽盛。

常见疾病:梦语、龂齿。

常用方剂:清胃散、清胃汤。

3. 清肝泻火法

适用证候:肝火扰心。

常见疾病:失眠、多梦、梦游、梦交、梦遗。

常用方剂:龙胆泻肝汤。

4. 清热化痰法

适用证候:痰热扰心。

常见疾病:鼾眠、拘挛瘛疭、梦游、梦惊、梦语。

常用方剂:黄连温胆汤、礞石滚痰丸。

5. 清热利湿法

适用证候:肝经湿热。

常见疾病：嗜睡、梦语、遗尿、龂齿。

常用方剂：龙胆泻肝汤。

（四）消化法

消化法的运用涉及肝、脾、肺、胃等脏腑，可分为四法。

1. 健脾化湿法

适用证候：湿阻中焦。

常见疾病：嗜睡、多梦。

常用方剂：胃苓汤。

2. 健脾化痰法

适用证候：痰浊阻滞。

常见疾病：嗜睡、多梦、梦游。

常用方剂：温胆汤、导痰汤。

3. 疏肝解郁法

适用证候：肝气郁结。

常见疾病：多梦、梦游、梦语。

常用方剂：逍遥散、柴胡疏肝散。

4. 活血化瘀法

适用证候：瘀血阻滞。

常见疾病：失眠、嗜睡、鼾眠、梦游、梦魇、梦惊、梦语、梦交、拘挛瘛疭。

常用方剂：血府逐瘀汤。

（五）安神法

安神法的运用涉及心、肝两脏，可用于嗜睡、鼾眠以外的各种睡眠障碍，常在他法辨证施用的基础上联合运用，以提高安神的效果。常用的药物分为两大类。

1. 滋养安神药　本类药物具有滋养心肝、安神宁魂的作用。常用药物有：酸枣仁、柏子仁、茯神、远志、五味子、淮小麦、夜交藤等。常用于治疗虚证。

2. 重镇安神药　本类药物质重潜降，镇心平肝，定志宁神，多属金石、介类。常用药物有琥珀粉、龙齿、珍珠母、灵磁石、朱砂、珍珠粉、龙骨、牡蛎、金银器等。常与清热、化痰、理气、活血类方剂合用治疗实证，也可与补益、调和类方剂合用治疗虚证。

（吴　蔚　整理）

中篇　常见睡眠障碍疾病的中医证治

一、失　眠

失眠又称不寐、少寐、无眠、少睡、不得卧、不得眠等,是以经常性不能获得正常睡眠为特征的一类病证,可表现为不易入睡,或睡中反复苏醒,或早醒不能再寐,甚至彻夜不能入睡。

现代医学将本病定义为:患者从上床就寝到入睡的时间超过 30 分钟,夜间总睡眠时间占总就寝时间之比低于 85%,睡眠后精神和体力得不到恢复,以致白天感到明显疲乏,或被别人观察到精神不振、昏沉欲睡等。

失眠是一种常见病。WHO 对 14 个国家的 25916 名在基层医院就诊的患者进行调查显示,27%患有睡眠障碍。美国的失眠发生率为 32%～50%,英国为 10%～14%,日本约为 20%,法国约为 30%。中国睡眠研究会调查显示 38.2%的人有失眠症状。失眠的患者中女性明显多于男性,老年人显著高于年轻人。

现代睡眠学认为,人体的脑部存在两个系统,一个促进睡眠,另一个促进觉醒。睡眠-觉醒系统失调,或睡眠系统力量不足,不能发生睡眠,或觉醒系统活动过强,导致过分警觉,因而出现失眠。引起失眠的原因是多方面的:有生理因素,如饥饱、兴奋等;有心理因素,如焦虑、恼怒等;有环境因素,如吵闹、寒冷等;有条件因素,如寝具、卧室等;有继发于精神障碍,如神经衰弱、抑郁症等;有继发于躯体不适,如疼痛、咳喘等;有因睡眠-觉醒节律被打乱,如时差、值夜班等;有因某些食物和药物影响,如咖啡、茶等。失眠的治疗方法,除治疗引起失眠的原发疾病及讲究睡眠卫生外,主要是心理治疗和安眠药物。目前安眠药治疗失眠仍存在诸多问题:服用安眠药后常出现日间头昏和精神不振;长期用药会因耐受性而疗效逐渐减弱;过量服药会导致中毒;有些药物具有成瘾性,停药时会引起反跳性失眠。

中医学对失眠的认识首推《黄帝内经》,书中提出了"胃不和则卧不安"和"卫气不得入于阴"的病机,并创立半夏秫米汤方。汉代《伤寒杂病论》提出"阴虚火旺、脏腑失调"为病机,以黄连阿胶汤、酸枣仁汤、栀子豉汤等方治疗;《中藏经》提出"胆冷则无眠";唐代《外台秘要》言"心虚不得睡";宋代《太平圣惠方》强调"胆虚不得睡",《严氏济生方》主张"胆气实热不得睡";明代《证治要诀》认为"胆涎沃心,以致心气不足";清代《古今医案按》提出"心肾不交"等。归纳之,正如明代《景岳全书·不寐》所言:"不寐证虽病有不一,然惟知邪正二字,则尽之矣。"失眠的病因病机,可概括为正虚、邪扰两种,正气虚涉及心、肝、脾、肾、胃、胆等脏腑,邪气扰则以痰、热、食为多。治疗虚证失眠常用滋阴养血、益气温阳,以安神宁魂;实证失眠则应清热泻火、化痰消积,以定志宁心。正虚、邪扰常有错杂互见的情况,治疗应该分清标本缓急,或治分先后,或治有主次,随证施用,同时配合应用宁心安神的药物。除药物治疗外,中医睡眠医学强调睡眠卫生和精神调摄,并重视心理治疗的重要作用。若配合适当的体育锻炼或体力劳动,增强体质,则疗效更佳。故医生应对患者的睡眠和生活调摄给予必要的指导。

(一)失眠的病因病机

1. 精血不足 脏腑虚损,精血不足,神魂失养,是失眠的常见病因。肾藏阴精,肾水上济于心,则心火不亢,神魂安定。若肾精亏乏,则心火失济,火扰心神,魂不守舍,则产生失眠。肝藏血,心主血,血舍魂,血养神,营血不足,则神魂失养,躁动不宁,会发生失眠。正如《景岳全书·不寐》所说"无邪而不寐者,必营气之不足也。营主血,血虚则无以养心,心虚则神不守舍。"肝肾阴亏,则相火易亢而上扰心神,心火内炽,神不守舍,神魂游荡,故发生失眠。精血不足,胆气虚怯,决断失职,神魂不定,也会发生失眠。总之,脏腑虚损、精血不足,是产生虚证失眠的直接原因,也是实证失眠致病之邪产生的基本条件,如痰湿、食积常为脾虚不运所致。阴精营血亏虚之因,首先是体质因素所致,多属先天禀赋不足,受之即虚少;其次是由于久病耗损,阴液营血渐伤而致;三是因失治误治损伤正气,如热极伤阴,大汗伤津,过下伤脾,失血伤阴等;四是调养失宜损伤精血,如产后失于调养,或入房太过,精血暗耗。总之,阴精营血不足,神魂失养,不安其室,则发生失眠。

2. 情志所伤 七情郁结是造成失眠的重要因素。喜怒忧思悲恐惊七情分属五脏。七情太过,则脏腑受损,心神失养,发生失眠;或七情太过,郁而化火,扰动心神,也造成失眠。如忧愁过度,心血耗伤,血不养心,神不守舍,以致失眠;思虑日久,心血暗耗,气结于脾,运化失司,心脾两虚,神失所养,产生失眠;恼怒抑郁,肝气郁结,条达疏泄失职,魂不守舍,或气郁日久化火,火热扰动,神魂不能安静归舍,游荡飞扬,发生失眠;惊则气乱,气陷伤胆,决断无权,神魂不宁,失眠遂生;心有所慕,欲念无穷,神驰不收,发生失眠。现代研究证明,失眠和精神因素有密切的关系。一方面很多精神疾病常伴有失眠,另一方面精神刺激可引起失眠。美国的一项研究,调查失眠者在失眠开始之前及发生以后各 2.5 年(共计 5 年)期间的生活事件,结果显示:与睡眠正常者进行对比,失眠者遭遇生活事件明显增多,有四分之三的失眠始发于生活事件过程之中。Coleman 报道,睡眠继发于精神障碍者比例可达 35%。这充分说明了情志所伤是失眠的重要致病原因。

3. 内邪滞扰 内邪指的是体内的致病之邪,主要有痰、饮、热、火、食、瘀等,而以痰热为多见。内邪是实证失眠发生的原因。饮食不节,脾胃损伤,运化失司,宿食积滞,壅塞中焦,胃失和降,则睡卧不安;水谷不运,聚湿生痰,蕴久化热,痰热扰心,神魂不宁,发生失眠;外邪侵袭,邪热滞留,或五志化火,痰热相煽,或阴虚阳亢,火热内生,火扰神明,均可发为失眠。

(二)失眠的辨治

1. 心血不足

临床表现:夜卧不宁,难以入睡,多梦易醒,头晕目眩,心悸健忘,面色苍白,舌质淡苔薄白,脉细弱。

证候解析:本证营血不足,血不养心,心神不宁,魂不守舍,故夜卧不宁,难以入睡,而且多梦易醒;血不上荣,则面色苍白,头晕目眩;血不养心,故心悸健忘;舌淡、脉细弱为血虚之征。

治疗原则:养血和营,宁心安神。

选方用药:圣愈汤(《医宗金鉴》)加味。

熟地黄、当归、黄芪、白芍、川芎、党参、炒枣仁、远志。

方药解析:本方以熟地黄甘温补血益阴,当归辛甘温补血调血,共为君药;白芍配熟地黄养血敛阴,黄芪伍当归益气以生血,共为臣药;党参佐黄芪以益气,川芎理血行气以防滞腻,炒枣仁养血宁心安神,远志交通心肾定志宁心,共为佐使。本方养血益气,营血充盛,心神安定则失眠自除。

2. 心脾两虚

临床表现:入寐困难,多梦易醒,心悸健忘,食少纳呆,腹胀便溏,面色萎黄,眩晕耳鸣,舌淡嫩苔薄白,脉细弱。

证候解析:心脾两虚,气血不足,心神失养,神魂不安,故难以入睡,多梦易醒;心血失养,故心悸健忘;脾气不足,故食少纳呆,腹胀便溏;气血不能上荣于头面,因而面色萎黄,眩晕耳鸣;舌淡嫩、脉细弱是心脾不足所致。

治疗原则:补益心脾,宁心安神。

选方用药:归脾汤(《济生方》)加减。

黄芪、党参、白术、茯神、龙眼肉、炒枣仁、当归、远志、木香、夜交藤、龙齿、炙甘草。

方药解析:本方以黄芪、党参、白术、茯神健脾益气,调脾以养心;龙眼肉、炒枣仁、当归补心血安心神;远志、夜交藤养心安神,龙齿镇惊宁神;木香行气,使诸药补而不滞;炙甘草调和诸药。全方共奏补益心脾,宁心安神之效。

3. 心胆气虚

临床表现:恐惧不能独自眠睡,寐而不实,易惊醒,心下憺憺,如人将捕之,头晕目眩,善太息,舌淡胖,脉弦细缓。

证候解析:心胆虚馁,决断无权,神魂不安,故恐惧不睡,寐而不实,易惊醒;胆虚心怯,故心下憺憺,如人将捕之;胆腑阳气不升,故头晕目眩;胆虚忧虑不快,故善太息;舌体胖质淡、脉弦细缓,皆心胆虚怯之状。

治疗原则:益气温胆,宁心安神。

选方用药:十味温胆汤(《证治准绳》)加减。

党参、陈皮、半夏、枳实、远志、龙眼肉、五味子、菖蒲、龙骨、牡蛎、甘草。

方药解析:本方由温胆汤化裁而来,党参补益心胆之气,陈皮、半夏、枳实三味温胆化痰以宁神,共为主药;远志安神,交通心肾,龙眼肉、五味子养血敛气,补心安神,共为辅药;菖蒲化痰开窍,龙骨、牡蛎镇静安神,为佐药;甘草调和诸药,以为佐使。全方共奏益气温胆、宁心安神之效。

4. 心阴不足

临床表现:入寐不易,寐而多梦,心悸健忘,口燥咽干,大便干结,舌红少苔,脉细。

证候解析:心阴不足,心神失养,魂不守舍,故夜间不易入睡,寐则多梦;心失所养,则心悸健忘;阴液不足,失于濡润,故口燥咽干,大便干结;舌红少苔、脉细为阴虚之象。

治疗原则:滋阴养血,宁心安神。

选方用药:天王补心丹(《摄生秘剖》)加减。

生地黄、玄参、天冬、麦冬、丹参、当归、党参、茯神、酸枣仁、远志、柏子仁、五味子、龙齿。

方药解析:方中生地黄滋阴养血,重用为君药;玄参、天冬、麦冬甘寒滋阴以清虚火,丹参、当归补血宁心,共为臣药;党参、茯神益气宁心,酸枣仁、远志、柏子仁、五味子养心安神,龙齿一味重镇安神,共为佐使。全方滋阴养血、宁心安神,用于阴虚失眠甚为适宜。

5. 阴虚火旺

临床表现:不易入睡,心烦多梦,心悸健忘,咽干口燥,口舌生疮,潮热盗汗,小便短赤,舌红少苔,脉细数。

证候解析:心阴不足,心火独亢,阴血不养,火热扰动,遂成失眠之症,不易入睡,心烦梦多;心失所养,故心悸、健忘;心火独亢,故口舌生疮、口燥咽干、小便短赤。舌红少苔、脉细数系阴虚火旺之象。

治疗原则:滋阴清火,宁心安神。

选方用药:二阴煎(《景岳全书》)加减。

生地黄、麦冬、玄参、通草、竹叶、生甘草、黄连、灯心草、酸枣仁。

方药解析:本方为滋阴清心之剂,方以增液汤滋阴养液以补阴分之虚;导赤散导热下行以清亢盛之心火;加黄连、灯心草清心降火,酸枣仁养心安神。全方共奏滋阴清火、宁心安神之功。

6. 心肾不交

临床表现:不易入睡,寐而多梦,甚则彻夜不眠,心中烦躁,头晕耳鸣,潮热盗汗,口燥咽干,腰膝酸软,健忘遗精,小便短赤,舌红少苔,脉细数。

证候解析:肾为少阴,肾水在下而上济于心,心为太阳,心火在上而下温于肾,心肾水火既济而安和。肾水不足于下,心火亢盛于上,则心肾不交。心火亢故不易入睡,寐而多梦,甚则彻夜不寐,心中烦躁;肾精亏乏而头晕耳鸣,健忘遗精,口燥咽干,腰膝酸软;阴虚火旺则潮热盗汗,小便短赤,舌红少苔,脉细数。

治疗原则:泻南补北,交通心肾。

选方用药:黄连阿胶汤(《伤寒论》)合交泰丸(《韩氏医通》)加味。

黄连、阿胶、黄芩、白芍、鸡子黄、肉桂、生地黄。

方药解析:交通心肾,泻南方,补北方,首推黄连阿胶汤。本方以黄连清心中之亢火,阿胶血肉有情之品峻补真水,共为君药;黄芩助黄连以清热,白芍配阿胶以养阴血,鸡子黄调和阴阳,滋阴养液,用为臣药;肉桂引火归原,生地黄补阴清心,为佐使药。全方泻火补水,使阴阳调和,水火既济,而心神自安。

7. 胆郁痰热

临床表现:失眠多梦,惊悸不宁,头晕目眩,胸闷太息,纳呆泛恶,口苦而黏,心烦躁扰,舌质红苔黄腻,脉弦滑数。

证候解析:本证多由情志郁结,气郁痰凝,蕴久生热,胆失疏泄,胃失和降,痰热内扰,神魂不宁所致。心神不安,故失眠多梦,惊悸不宁;胆郁而热蕴,故胸闷太息,心烦躁扰;痰热阻滞,清阳不升,故头晕目眩;胃失和降,故纳呆泛恶;津液不化,故口苦而黏;舌质红苔黄腻、脉弦滑数为痰热、胆郁之征。

治疗原则:清热化痰,利胆安神。

选方用药:黄连温胆汤(《六因条辨》)加减。

黄连、竹茹、枳实、半夏、陈皮、茯神、远志、胆南星、甘草。

方药解析:本方以温胆汤为基础方,清化痰热、调胆和胃以宁神;改茯苓为茯神,加强安神之力;重用黄连以清热;加远志化痰开窍、宁心安神;胆南星以清痰热郁滞。全方共奏清热化痰、利胆安神之效。

8. 肝火扰心

临床表现:睡卧不宁,烦躁易怒,两胁胀痛,太息则舒,头晕目赤,口苦咽干,舌红苔黄,脉弦数有力。

证候解析:郁怒伤肝,气郁化火,肝火扰动,神魂不宁,故见睡卧不宁;肝郁气滞,不得条达,故烦躁易怒,两胁胀痛,太息稍舒;肝火上炎头面,则头晕目赤,口苦咽干;舌红苔黄、脉弦数有力均为肝火之象。

治疗原则:清肝泻火,镇心安神。

选方用药:龙胆泻肝汤(《兰室秘藏》)加减。

龙胆草、栀子、黄芩、泽泻、通草、车前子、生地、当归、龙齿、珍珠母、灵磁石、柴胡、甘草。

方药解析:本方以龙胆草苦寒清泻肝经实火为君药;栀子、黄芩配伍龙胆草以助清热泻火之力,用为臣药;泽泻、通草、车前子清热利湿,使热从水道而解,生地、当归养阴血以制肝火,龙齿、珍珠母、灵磁石重镇平肝以安神,共为佐药;柴胡引药入肝,甘草调和诸药,用为使药。全方共奏清肝泻火、镇心宁神之功。

9. 胃气不和

临床表现:睡卧不安,辗转反侧,胸脘满闷,不思饮食,恶心泛呕,嗳腐吞酸,大便糟粕不化,舌苔厚腻,脉滑。

证候解析:饮食不节,宿食停滞,胃失和降,浊气上逆,心神不宁,正如《黄帝内经》所说:"胃不和则卧不安。"饮食停滞,中气不畅,故胸脘满闷;食积不化,脾胃失和,运化失健,故不思饮食,恶心泛呕,嗳腐吞酸;积滞下行,则大便糟粕不化;舌苔厚腻、脉滑为中焦积滞所见。

治疗原则:健脾和胃,宁心安神。

选方用药:半夏秫米汤(《黄帝内经》)合保和丸(《丹溪心法》)加减。

半夏、秫米、炒山楂、神曲、莱菔子、陈皮、茯神、枳实、连翘。

方药解析:本方以半夏降逆和胃,秫米养胃以和胃,炒山楂消食积以和胃,三者共为君药;神曲、莱菔子消食下气,开胃化痰,共为臣药;陈皮健脾理气、化湿祛痰,茯神健脾安神,枳实下气清胃,连翘清除郁热,共为佐使。全方消导积滞、和胃安神,使胃降气和,则寐可安和。

10. 余热扰膈

临床表现:坐卧不安,难以入睡,胸膈窒闷,心烦躁扰,嘈杂似饥,口干而苦,气息灼热,舌红苔黄,脉细数。

证候解析:外感热邪已退,余热未清,扰于胸膈,心神不宁,故见坐卧不安,难以入睡;热壅胸膈,气机不利,故胸膈窒闷不舒;热扰于心,则心烦不安;热扰于胃,则嘈杂似饥;热炎于上,故口干苦,气息灼热;舌红苔黄、脉细数是余热留滞所致。

治疗原则:清热除烦,和胃宁心。

选方用药:栀子豉汤(《伤寒论》)合竹叶石膏汤(《伤寒论》)加减。

炒栀子、竹叶、生石膏、淡豆豉、半夏、麦冬、党参、粳米、甘草。

方药解析:本方以炒栀子、竹叶、生石膏三味清心、胃、胸膈之余热,淡豆豉宣散郁热,共为君药;半夏和胃降逆宁神,麦冬、党参养阴生津益气,共为臣药;粳米润胃和中,甘草调和诸药,以为佐使。全方共奏清热除烦、和胃宁心之效。

11. 水饮内停

临床表现:失眠,心下悸动不宁,头晕目眩,胸胁支满,呕吐清水痰涎,小便不利,舌淡苔白水滑,脉弦滑。

证候解析:脾失健运,痰饮内停,痰饮凌心,心神不安,故失眠,心下悸动不宁;痰饮内停,清阳不升,故头晕目眩;饮停中焦,升降失调,故胸胁支满,呕吐清水痰涎;水湿停滞,气化不行,故小便不利;舌苔水滑、脉弦滑均为痰饮之象。

治疗原则:温化水饮,宁心安神。

选方用药:茯苓桂枝白术甘草汤(《金匮要略》)加味。

茯苓、桂枝、白术、炙甘草、茯神、半夏、生姜、猪苓、生龙骨、生牡蛎。

方药解析:本方以苓桂术甘汤为主,温化水饮,振奋中阳;加茯神以养心宁神;半夏、生姜以温胃化饮;猪苓育阴利水;更以龙骨、牡蛎镇心安神。全方共奏温化水饮、宁心安神之效。

12. 瘀血阻滞

临床表现:夜不能睡,将卧则起,彻夜不宁,胸中闷窒不舒,痛如针刺,舌质暗,或有瘀斑,脉沉细涩或结代。

证候解析:瘀血阻滞,络脉不通,血不养心,心神不宁,故夜不能睡,将卧则起,彻夜不宁;气血阻滞,心脉不通,故胸中窒闷刺痛;瘀血阻络,故舌暗、有瘀斑、脉沉细涩或结代。

治疗原则:活血化瘀,安神宁心。

选方用药:血府逐瘀汤(《医林改错》)加减。

桃仁、红花、当归、生地黄、川芎、赤芍、柴胡、枳壳、甘草、牛膝、桔梗。

方药解析:本方为王清任活血化瘀名方,以桃红四物汤为基础活血通瘀,合入理气之剂四逆散,以桔梗开肺载药上行,牛膝通脉引血下行。诸药合用,气行血行,则诸证自愈。

(三)临证医案

1. 心血不足病案

李某,女性,28岁,1976年1月12日初诊。

患者于半月前小产,出血量多,淋漓不断达半月之久,经中药治疗痊愈血止。两周来入夜难眠,辗转反侧,寐而多梦,今来门诊。患者面色少华,头晕目眩,心悸气短,心烦汗出,乱梦纷纭,舌质淡舌尖红,苔薄黄,脉细小数。诊为失眠,证属心血不足,治以养血安神法,方用圣愈汤加减。处方:生熟地^各15克,当归10克,川芎6克,白芍10克,女贞子15克,炒枣仁15克,远志6克,知母10克,茯神12克,夜交藤15克,陈皮6克,甘草6克。4剂,水煎服。

二诊:夜寐稍安,乱梦减少,心烦出汗已止。上方减知母,加生龙齿30克、生牡蛎30克,再进7剂。

三诊:夜寐安,梦少,头晕目眩消失,唯稍事劳作仍有心悸气短。遂以人参归脾丸调理而安。

2. 心胆气虚病案

武某,女,36岁,1983年12月25日初诊。

患者素来胆小,20天前被猫惊吓,致心悸怔忡,夜寐不安。近两周其症日甚,卧而不安,容易惊醒,不敢独睡,心悸憺憺,如人将捕之,舌淡,苔薄白,脉细滑。诊为失眠,证属心胆气虚,治以益气温胆、安神宁心法。处方:太子参 15克,竹茹 12克,枳实 10克,半夏 10克,橘红 10克,生龙牡^各30克,柴胡 6克,炒枣仁 30克,远志 6克,龙眼肉 15克,夜交藤 30克。5剂,水煎服。

二诊:夜寐稍安,心悸大减。守前方再进 7剂。

三诊:夜能安睡,偶有心悸。以六君子汤合朱砂安神丸调理告愈。

3. 阴虚火旺病案

汪某,女,39岁,1985年 7日 10日初诊。

患者素喜熬夜玩耍,渐至心悸健忘,口燥咽干。近 1个月来因劳作思虑,备感辛苦,入夜不易入睡,寐成则多梦,心烦急躁,小便短赤灼热,腰酸腿软,舌红苔少,脉细弦数。诊为失眠,证属阴虚火旺,治以滋阴降火、宁心安神法。处方:生地 20克,天麦冬^各10克,山萸肉 10克,竹叶 10克,黄连 5克,通草 10克,生山药 15克,炒枣仁 20克,远志 6克,生龙牡^各30克,六一散^包15克。5剂,水煎服。

二诊:夜间入睡稍易,烦躁减轻,口干咽燥,小便黄而灼热减,舌红苔薄,脉细数。辨其火热稍减,阴虚未复,故以原方去黄连,加夜交藤 20克,再进 5剂。

三诊:夜寐已安,偶见夜间口干,腰酸未愈,舌淡红苔薄白,脉沉细。遂以六味地黄丸合天王补心丹并用以调理善后,并嘱其按时作息,勿熬夜而再耗阴液。

4. 胆郁痰热病案

赵某,女,46岁,1989年 6月 29日初诊。

患者因情绪不畅而发心悸、胸闷,渐见失眠。曾在某医院诊为"心胆综合征"。现患者不易入睡,寐而多噩梦,时有惊悸,头晕目眩,胸闷不畅,口苦不渴,情志抑郁,喜悲伤,舌质红,苔黄腻,脉细弦数。诊为失眠,证属胆郁痰热,治以清热化痰、利胆安神法,方用黄连温胆汤加减。处方:黄连 10克,竹茹 12克,枳实 10克,半夏 10克,陈皮 10克,茯神 15克,炒枣仁 15克,远志 10克,百合 15克,川楝子 10克,生龙牡^各30克,甘草 6克。5剂,水煎服。

二诊:药后患者入睡时间缩短,仍多梦而噩梦减少,心悸偶作,口苦,舌稍红苔黄浊,脉细弦小数。辨其热势稍减,故治以前方,黄连减为 6克,再进 5剂。

三诊:睡眠已安,偶见心悸,仍胸闷太息,舌稍红苔薄黄,脉弦。辨其痰热渐清,然气郁未舒,尚有复炽之虞,遂以温胆汤合四逆散加味调理而愈。随访 3个月,未见复发。

5. 肝火扰心病案

萧某,男,56岁,1990年 3月 5日初诊。

患者两月前因夫妻反目,郁怒不消,渐至目赤头痛,夜寐不安,曾经西医诊治,效果不明显。更因近日工作繁忙,夜寐更少,不易入睡,今来门诊。患者心烦不寐,急躁易怒,面红目痛,口苦咽干,大便秘结,小便短赤,舌红苔黄厚而干,脉弦劲有力,左关更甚。诊为失眠,肝火扰心之证,治以清肝泻火、镇心安神法。处方:柴胡10克,龙胆草10克,炒栀子10克,木通10克,生地黄20克,车前子10包克,泽泻10克,生龙牡各30克,珍珠母30克,黄芩6克,夏枯草12克,六一散包15克。4剂,水煎服。

二诊:夜寐已安,目痛消失,大便畅,仍口苦,小便黄,舌红苔黄,脉弦细。治以前方去夏枯草,减龙胆草、炒栀子为6克,加当归12克,再进7剂。

三诊:夜寐安,口稍苦,胸闷太息,舌淡红,苔薄黄,脉弦。予逍遥散加炒栀子5克,5剂。药后而安。

6. 余热扰膈病案

万某,男,56岁,1984年5月7日初诊。

患者1个月前感冒发热,经服中西药后热退,然遗胃脘不适,嘈杂似饥,食而稍减,未能重视。10天来渐觉烦躁,难以入寐,自觉胸中躁热,胸膈窒闷,口微苦,大便干结3日未行,小便短赤,舌尖红苔薄黄,脉细数。诊为失眠,余热扰膈证,治以清热除烦、和胃宁心法,予栀子豉汤加味。处方:栀子10克,淡豆豉10克,薄荷10克,柴胡10克,生石膏30克,沙参15克,生大黄后下3克,甘草6克。5剂,水煎服。

二诊:药后大便通畅,身有汗出,霍然身轻,夜寐遂安。

7. 水饮内停病案

孙某,女,28岁,1976年3月24日初诊。

患者素有胃痛,10余天前因行走汗出口渴,饮大量冷水,即感心悸,胃中振水,肠鸣辘辘有声。7天来夜寐不安,入睡易醒,眠而有梦,心悸不宁,头晕目眩,恶心欲吐,小便不利,舌淡胖,苔白水滑,脉弦。诊为失眠,水饮内停证,治以温化水饮、宁心安神之法,予苓桂术甘汤合小半夏汤加减。处方:茯苓30克,炒白术20克,桂枝10克,炙甘草10克,半夏15克,生姜10克,代赭石30克,生牡蛎30克。5剂,水煎服。

二诊:服药后心悸头晕目眩消失,夜寐稍安,恶心减轻,小便通利,舌淡红稍胖,苔薄白,脉细弦。按其下肢水肿,遂改为茯苓30克,炒白术15克,桂枝10克,炙甘草6克,防己12克,猪苓15克,泽泻10克,黄芪12克,生牡蛎30克。服药10剂,夜寐安,诸证消失。随访2个月未复发。

二、嗜　睡

嗜睡又称为多卧、嗜卧、善眠、多眠、嗜眠、多睡、多寐等,是指夜间睡眠正常,而日间精神疲惫,时时昏沉欲睡,睡眠过多,甚至影响工作、学习和日常生活的一种病证。

嗜睡患者夜间虽已获得充足时间的睡眠,但白天仍然昏沉欲睡,睡眠过多,不能自控。睡眠可发生于任何场合,如进餐、行走、讲话、学习、工作等,多能迅速入睡,睡眠深沉,不易唤醒,强行唤醒后性情急躁,睡眠一般持续 10~15 分钟,醒后精神充沛,1~2 小时后又昏昏欲睡,每天可发作多次。严重者影响工作、生活和人际关系。嗜睡患者常伴有突然跌仆、肢体不能随意活动而神志清楚,称为猝倒;有些患者还出现幻视、幻听或幻触,幻觉生动形象,似做梦一般,称为入睡前幻觉;也可以出现周身瘫痪、活动不利,过后自愈,称为睡眠性瘫痪。

嗜睡的患病率,国内尚未见到相关统计资料。据国外的调查,本病患病率约为 0.4%,男女比例相当。始发年龄在 10 岁以下占 5%,10~20 岁占 70%,20 岁以上占 25%。50%~70% 患者伴发猝倒,约 30% 出现入睡前幻觉,25% 出现睡眠性瘫痪。

现代睡眠学中将嗜睡归属于过度睡眠的范畴,最常见的是发作性睡病。发作性睡病的病因迄今还未查明,部分患者发病与遗传因素有关。其病理机制为快速眼动(REM)睡眠的调节障碍,导致 REM 睡眠不按照正常顺序及规律出现,REM 睡眠潜伏期显著缩短,入睡后 1~15 分钟即出现 REM 睡眠,而正常人 70~90 分钟才进入 REM 睡眠。由于病因不明,目前治疗只能对症使用加强觉醒及抑制 REM 睡眠的药物,并应注意防止药物依赖性和耐受性的发生。

中医学对嗜睡病因病机的认识逐渐完善。《黄帝内经》首先提出"髓海不足"和"卫气留于阴而不行"的见解;其后《难经》责之于脾;《伤寒论·辨少阴病脉证并治》提出"少阴之为病,脉微细,但欲寐也";《太平圣惠方》认为"胆热多睡";李东垣主张脾胃虚所致;朱丹溪认为因于脾胃受湿。综上所述,嗜睡病位在脾、肾、心、肝、胆等脏腑,可分为虚证和实证两大类。虚证责之心、脾、肾三脏,多由气血虚弱、脾气虚弱、阴阳不足所致,治疗当补虚扶正,正气充盛,则神旺少眠;实证责之脾、胃、肝、胆诸脏腑,多由湿困、痰盛、热壅所致,治疗应以祛邪为主,邪实祛除,则神气自复。

嗜睡患者睡眠时常有不能自控的情况发生,工作或外出应注意避免发生危险。嗜睡者常以茶、烟等刺激提神,但茶烟过度均会损伤身体,应适当节制。

(一)嗜睡的病因病机

1. **心神失养** 心神失养,萎靡不振,昏昏欲卧,睡以静宁养息,是虚证嗜睡的病机所在。而心神失养之因可概为三条:首先是脾气虚弱所致。先天禀赋不足,素体脾气虚弱,或由劳役过度,思虑气结,损伤脾胃之气,或因病后脾气受损未复,脾气虚弱,运化失司,气血不足,心神失养,困顿少神,以致嗜睡,正如《脾胃论》所说:"食入则困倦,精神昏冒而欲睡者,脾亏弱也。"其次是气血不足所致。《灵枢·天年》说:"六十岁,心气始衰,苦忧悲,血气懈惰,故好卧。"此言虽说的是人体生理上的变化,但也揭示了气血衰减而致嗜睡的道理。

素体不足,气血亏虚,心神失养,萎靡不振,或久病失养,或失血损伤,以致气血两虚,血不养心,心神萎顿,会发生嗜睡。三是肾精亏乏所致。由于肾阴亏损,精血不足,髓海空虚,元神失养,故精神萎靡不振。《灵枢·海论》说:"髓海不足,则脑转耳鸣,胫酸眩冒,目无所见,懈怠安卧。"肾中元阳不足,失于温煦,阴寒内盛;或阴阳两虚,阴精不养,阳气不温,均致心神疲弱,产生嗜睡。

2. 心神昏浊 心神昏浊,是心神被浊邪所闭阻,不能自主,致失精明,昏沉欲卧,多寐嗜睡,此为实证嗜睡的病机所在。心神昏浊之因亦有三条:一是湿浊困阻。湿为阴邪,其性重浊黏滞,湿浊困阻,气血不畅,心神困重怠惰,昏沉不精,则致嗜睡。湿邪的来源有内外两途:淋雨涉水、感受雾露之气、久居卑湿之地、汗出沾衣等,是外湿内侵之路,脾阳被困,清阳不升,致心神昏浊。内湿的产生责在脾土,脾为阴土,喜燥恶湿,饮食失宜,损伤脾胃,运化失职,湿浊留滞,升降失常,使心神昏浊,发生嗜睡。二是痰浊阻滞。素体丰腴,痰浊壅盛,阻滞气机,升降失常,困遏心神,或过食肥甘厚味,脾伤失运,蕴生痰浊,阻遏心神,均致心神被遏,昏沉不精,发生嗜睡。三是肝胆热盛。肝主疏泄,胆主决断。肝胆气实,蕴而生热,相火上越,营卫壅滞,胸膈闭闷,热浊阻遏,心神昏蒙,发生嗜睡。肝胆之热,多由情志不遂、郁怒伤肝、气结蕴久而化热化火所致。正如《太平圣惠方》所说:"夫胆热多睡者,由荣卫气涩,阴阳不和,胸膈多痰,脏腑壅滞;致使精神昏浊,昼夜耽眠,此皆积热不除,肝胆气实,故令多睡也。"

(二)嗜睡的辨治

1. 脾气虚弱

临床表现:精神不振,时时欲睡,饭后尤甚,肢体困重,少气懒言,脘腹胀满,面色萎黄,舌淡齿痕,苔白厚,脉缓弱。

证候解析:脾气虚弱,运化不行,水谷精微不能上承,心神失养,故精神疲惫,时时欲睡,饭后脾气化食,中气上承愈少,故饭后即睡,甚则饭中已寐;脾主四肢肌肉,脾虚故肢体困重;脾气不足,宗气不旺,故少气而懒言;脾虚不运,则脘腹胀满;水谷精微不能上荣于面,故面色萎黄;舌淡齿痕、脉缓弱是脾虚气怯;苔白厚因于运化迟滞。

治疗原则:健脾益气,补中醒神。

选方用药:香砂六君子汤(《时方歌括》)加减。

砂仁、木香、党参、白术、茯苓、半夏、陈皮、焦三仙、炙甘草。

方药解析:本方以党参、白术、茯苓、炙草四君子健脾益气为主,加陈皮、半夏以增和胃降逆、燥湿化痰之力,增木香、砂仁以助健脾益气、行气消积之功,更以焦山楂、焦神曲、焦麦芽三仙消食化滞,运脾和胃。全方健脾益气,消导行积,使脾气虚得复,健运有司,中气旺而清气归心,则心神精明。

2. 中阳式微

临床表现:嗜睡,饭后为甚,纳谷减少,腹中胀满冷痛,得温按可减,手足欠温,大便溏薄,舌淡嫩,苔白滑,脉沉迟无力。

证候解析:脾胃阳虚,寒从内生,寒凝气机,清阳不升,心神失养,故嗜睡而饭后为甚;中虚不运,故纳谷少,腹胀满;阳不温煦,故腹冷而痛,得温按则减,四肢不温;脾虚湿留,故大便溏薄;舌淡嫩、苔白滑、脉沉迟无力均为脾胃阳虚之征。

治疗原则:温补脾阳,养心振神。

选方用药:附子理中丸(《太平惠民和剂局方》)加减。

制附子、干姜、党参、炒白术、益智仁、菖蒲、郁金、炙甘草。

方药解析:本方以制附子、干姜温热之品振奋中阳,健脾散寒,用为君药;党参、白术补中益气,健脾燥湿,共为臣药;益智仁暖脾温肾,以益火之源,菖蒲醒神开窍,郁金通窍化痰,以助温中醒神,为佐药;炙甘草调和诸药为使。全方共奏温中补虚、养心醒神之功。

3. 气血两虚

临床表现:嗜睡时作,心悸怔忡,神疲乏力,少气懒言,夜寐多梦,头晕目眩,面色无华,舌淡嫩,苔薄白,脉细弱。

证候解析:气血两虚,心神失养,故神疲嗜睡;血不养心,则心悸怔忡,夜寐多梦;气虚不续,故少气懒言;气血不能上荣,因而面色无华,头晕目眩;舌淡嫩、脉细弱为气血不充所致。

治疗原则:益气养血,调理心神。

选方用药:人参养荣汤(《太平惠民和剂局方》)加减。

人参、白术、茯神、黄芪、桂心、熟地黄、白芍、当归、五味子、远志、菖蒲、炙甘草。

方药解析:本方以人参、白术、茯神、甘草四君子益气,黄芪、桂心温阳益气以助之;熟地黄、当归、白芍养血和血,五味子酸收以益阴血之生;更以远志通调心肾,菖蒲开窍醒神。全方共奏益气养血、调理心神之功。

4. 髓海空虚

临床表现:昏沉欲睡,思维迟钝,健忘痴呆,脑转耳鸣,两目昏花,腰酸膝软,夜间尿频,舌淡苔白,脉细弱。

证候解析:肾精不足,髓海空虚,心神不充,故昏沉欲睡;脑髓不满,故思维迟钝,健忘痴呆,脑转耳鸣目花;肾精不足,故腰酸膝软;肾司小便,肾虚则夜尿频;舌淡、脉细弱是肾虚之状。

治疗原则:补肾填精,益智健脑。

选方用药:左归丸(《景岳全书》)加减。

熟地黄、山萸肉、山药、鹿角胶、龟板胶、枸杞子、菟丝子、牛膝。

方药解析:精髓空虚,真阴不足,治当填精益髓,本方以六味地黄丸之三补

(熟地、山萸肉、山药)补肾阴;更入龟鹿二胶血肉有情之品,益精填髓;加枸杞子益精明目;菟丝子、牛膝补肾益精而强腰膝。全方补阴调阳,共收滋肾填精、健脑益智之效。

5. 肾阳虚衰

临床表现:头沉而昏,时时欲寐,耳鸣不止,腰膝冷痛,四末不温,下肢浮肿,小便清长,舌淡,苔白,脉沉迟无力,尺部尤甚。

证候解析:头为诸阳之会,肾阳虚衰,头失温煦,故头沉而昏,时时欲寐;肾开窍于耳,肾虚故耳鸣不止;阳虚则阴寒内生,故腰膝冷痛,四末不温;阳虚气化不利,水湿留注则下肢浮肿,小便清长;舌淡苔白、脉沉迟无力、尺部尤甚,皆为阳虚之态。

治疗原则:温补肾阳,振奋精神。

选方用药:右归丸(《景岳全书》)加减。

鹿角胶、制附子、肉桂、熟地黄、山药、山萸肉、枸杞子、菟丝子、当归、杜仲。

方药解析:本方以鹿角胶、制附子、肉桂温补肾阳,填精补髓;熟地黄、山药、山萸肉、枸杞子、菟丝子、当归、杜仲等滋补肾阴,柔肝健脾,寓阴中求阳之意。诸药配伍,共达益火之源、培补元阳、振奋精神之效。

6. 湿阻中焦

临床表现:昏沉欲睡,精神不振,头身困重,四肢无力,胸闷口黏,不思饮食,恶心欲呕,舌胖有齿痕,苔白厚腻,脉濡细。

证候解析:湿邪内盛,中阳被遏,升降失常,清气不升,湿蒙神窍,故昏沉欲睡,精神不振,头身困重,四肢无力;阳气不展,故胸中憋闷;湿阻脾胃,故不思饮食,口中黏腻,恶心欲吐;舌胖有齿痕、苔白厚腻、脉濡细,均是湿困脾土之象。

治疗原则:芳香化湿,健脾醒神。

选方用药:胃苓汤(《太平惠民和剂局方》)加减。

苍术、泽泻、厚朴、茯苓、猪苓、陈皮、白术、桂枝、菖蒲、郁金、甘草。

方药解析:本方由平胃散合五苓散而成。湿邪困阻脾胃,运化失司,故用苍术温苦燥湿,健运脾土,泽泻甘淡性寒,利水渗湿,中下焦合治,燥湿淡渗共用,共为君药;厚朴行气化湿,消胀除满,茯苓、猪苓淡渗利水,健脾化湿,共为臣药;陈皮理气燥湿,白术健脾益气,桂枝温阳化气,菖蒲、郁金芳香开窍以醒神,共为佐药;甘草调和诸药,为使药。全方共奏化湿健脾、开窍醒神之功。

7. 痰浊阻滞

临床表现:嗜睡时作,胸中痞满,口多痰涎,恶心欲呕,头晕目眩,肢重欲卧,舌体胖大有齿痕,舌苔白腻水滑,脉滑。

证候解析:脾虚不运,聚湿酿痰,痰湿壅盛,困遏心神,故嗜睡时作;痰浊壅滞,气机不畅,故胸中痞满;痰浊中阻,升降失调,故恶心欲呕,头晕目眩;痰浊困脾,四肢失主,故肢重欲卧;痰浊上壅,则口多痰涎;舌胖有齿痕、苔白腻水滑、脉滑,皆痰浊之象。

治疗原则:燥湿涤痰,开窍醒神。

选方用药:导痰汤(《妇人大全良方》)加减。

法半夏、陈皮、茯苓、胆南星、枳实、石菖蒲、郁金、苍术、竹茹、甘草。

方药解析:本方是在二陈汤的基础上加味而成。二陈汤用半夏、陈皮、茯苓、甘草燥湿化痰,理气和中;加胆南星、枳实增强涤痰行气之力;石菖蒲、郁金以开窍化痰醒神;苍术燥湿健脾、竹茹和胃降逆。全方共奏燥湿涤痰、开窍醒神之功。

8. 肝经湿热

临床表现:精神昏愦,时时嗜睡,胸胁胀痛,心烦易怒,头晕目赤,口苦口干,大便干燥,小溲短赤,舌红苔黄腻,脉弦数。

证候解析:湿热蕴结,肝脏疏泄功能失调,清气不升,浊邪不降,营卫气涩,脏腑壅滞,故精神昏愦,时时嗜睡;肝脏郁热,疏泄失常,故胸胁胀痛,心烦易怒;湿热上扰,则头晕目赤,口苦口干;湿热内结,故便干溲赤;舌红、苔黄腻、脉弦数是肝经湿热蕴结所致。

治疗原则:疏肝泻热,利湿醒神。

选方用药:龙胆泻肝汤(《兰室秘藏》)加减。

龙胆草、炒栀子、黄芩、泽泻、车前子、通草、当归、生地、菖蒲、郁金、茵陈、六一散。

方药解析:本方以龙胆草苦寒清热燥湿,为君药;配用炒栀子、黄芩清利肝胆湿热以助之,为臣药;泽泻、车前子、通草三味清热利湿,使湿热从小便而祛;当归、生地养阴和血,补充湿热内耗之阴血;菖蒲、郁金芳香开窍醒神,共为佐药;茵陈、六一散清热利湿,调和诸药,为佐使。全方共奏疏肝泻热、利湿醒神之效。

9. 瘀血阻滞

临床表现:嗜睡时作,头部沉重刺痛,口干不欲饮,或但欲漱水不欲咽,面色晦暗,肌肤不泽,舌暗,或有瘀点瘀斑,脉沉细涩。

证候解析:瘀血阻滞,经脉不畅,心神失养,昏浊不精,故嗜睡时作;瘀血阻络,不通则痛,清阳不升,故头部沉重刺痛;瘀血阻滞,津液不布,故口干不欲饮,或但欲漱水;瘀血内阻,失于充养,故面色晦暗少华,肌肤不泽;舌暗、瘀点瘀斑、脉沉细涩均为瘀血所致。

治疗原则:活血化瘀,通络醒神。

选方用药:血府逐瘀汤(《医林改错》)加减。

当归、生地黄、川芎、赤芍、红花、桃仁、柴胡、枳壳、郁金、牛膝、菖蒲、甘草。

方药解析:本方以桃红四物汤养血活血为主;配用柴胡、枳壳、郁金行气以助活血通络,使气行则血行;加牛膝活血通络,引血归经;增菖蒲可开窍醒神;

甘草调和诸药。全方共奏活血化瘀、通络醒神之效。

（三）临证医案

1. 脾气虚弱病案

魏某，男，18 岁，1985 年 1 月 16 日初诊。

患者元旦进食不节，遂致腹泻，日三行，自服盐酸小檗碱而转为溏便，日一二次，大便中有不消化食物。近十日来饭后即困，未予重视，昨日饭中即寐，今来门诊。患者嗜睡，疲乏无力，少气懒言，腹胀便溏，动则汗出，头晕，舌淡胖齿痕，脉沉弱无力。诊为嗜睡，乃脾气虚弱证，治以健脾益气、补中醒神，予香砂六君子汤加减。处方：党参 10 克，白术 12 克，砂仁 6 克，木香 3 克，陈皮 10 克，黄芪 15 克，山药 10 克，鸡内金 10 克，柴胡 10 克，升麻 10 克，菖蒲 10 克。5 剂，水煎服。

二诊：药后病情见减，饭后稍有困顿，短时即过，大便成形，仍有不化之物。遂以上方加焦三仙^各10 克，再进 7 剂。

三诊：饭后困顿消失，大便正常，偶于劳作后气短，纳食减少。遂予香砂六君丸调理。10 天后诸症皆愈。

2. 气血两虚病案

何某，女，23 岁，1980 年 4 月 10 日初诊。

患者素有月经过多病史，本月初月经来潮如崩，失血较多，前日始净。近日精神疲惫，时时欲睡，昨日午饭中即寐，今由家人陪伴来诊。患者精神不振，目不欲睁，面色苍白，心悸气短，懒言声低，两目昏蒙，舌淡苔白，脉沉细弱。诊为嗜睡，气血两虚证，治以益气血、调理心神法，用人参养荣汤加减。处方：人参^{另煎}5 克，炒白术 10 克，黄芪 15 克，枸杞子 12 克，白芍 15 克，当归 10 克，茯神 10 克，远志 10 克，炒枣仁 15 克，麦冬 10 克，五味子 10 克，菖蒲 6 克，桂心 3 克。5 剂，水煎服。

二诊：精神充沛，双目有神，嗜睡消失，惟仍有心悸，气短，劳则头晕目花，舌淡红苔薄白，脉沉细。治以前法，上方去菖蒲，加女贞子 15 克，改人参为党参 15 克。再进 5 剂，诸症消失。

3. 髓海空虚病案

梁某，男，72 岁，1987 年 10 月 5 日初诊。

患者近半月来时时欲寐，神疲健忘，头晕耳鸣，口燥咽干，视物昏花，腰膝酸软，双足跟痛，舌淡苔白，脉细弱。诊为嗜睡，髓海空虚证，治以补肾填精、益智健脑之法，以左归丸加减。处方：熟地 18 克，山药 15 克，枸杞子 12 克，山萸肉 12 克，茯苓 15 克，丹皮 10 克，龟板^{先煎}15 克，怀牛膝 15 克，何首乌 10 克，砂仁 3 克，炙甘草 6 克。5 剂，水煎服。

二诊：患者精神有增，白天睡眠减少，仍头晕耳鸣目花，腰酸减轻，膝软足跟痛消失，舌淡苔白，脉细弱。病症见减，治应守法，然患者不欲再服汤剂，故以六味地黄丸每服2丸,每日2次,连服5天。

三诊:患者精神佳,惟饭后稍困,偶有腰酸,舌淡红苔白,脉沉细。仍以六味地黄丸调理善后。

4. 肾阳虚衰病案

叶某,男,56岁,1983年10月9日初诊。

患者于10天前感冒发热,服解热止痛药,欲求速效用量过大,遂致大汗不止,汗湿衣被而周身畏寒。近6天来头晕昏沉,嗜睡神疲,畏寒怕冷,四肢不温,腰膝冷痛,舌淡,苔薄白,脉沉弱。诊为嗜睡,肾阳虚衰证,乃大汗亡阳所致,治以温补肾阳、振奋精神,处方:附子^{先煎}10克,肉桂6克,熟地10克,山萸肉10克,山药15克,丹皮10克,茯苓10克,党参15克,麦冬10克,黄芪15克,五味子10克,炒枣仁20克。6剂,水煎服。

二诊:患者神疲嗜睡畏寒消失,四肢已温,仍有腰酸,心神不宁,舌淡红,苔薄白,脉沉细。上方去附子、肉桂,加淮小麦30克,再服6剂而愈。

5. 痰浊阻滞病案

谢某,女,41岁,教师,1986年7月10日初诊。

患者时时欲睡,曾在课堂上讲课时站立入眠,西医诊为"发作性睡病",治疗3个月余效果平平,今来我院中医治疗。患者形体丰腴,精神困顿,时时欲寐,睡时鼾声响亮,流涎,日间胸闷不舒,心悸怔忡,头晕目眩,纳谷不馨,夜间寐安,舌体胖大,舌质红,苔黄腻,脉弦滑。诊为嗜睡,证属痰浊阻滞,上蒙清窍,已有化热之象,治以清热涤痰、开窍醒神。处方:法半夏10克,陈皮10克,茯苓15克,黄连10克,竹茹12克,炒枳实10克,菖蒲10克,郁金10克,川贝10克,焦三仙^各10克,生姜10克。5剂,水煎服。

二诊:患者药后日间睡眠仍多,惟精神稍能支持,流涎减少,胸闷稍舒,舌体胖大,舌红,苔黄腻,脉滑小数。治以前方加胆南星10克,以增涤痰燥湿之力,再服5剂。

三诊:患者日间睡眠次数减少,睡眠时间缩短,睡眠深度变浅,易于唤醒,仍有胸闷,偶见头晕目眩,纳谷有增,舌胖,苔黄微腻,脉滑。上方显效,治当守方,原方再进5剂。

四诊:药后睡眠已复正常,惟前一日进食肥甘过多,自觉胸闷痰壅,困顿欲睡,故又来诊,舌胖,苔白厚,脉滑。辨其热势已清,痰浊又盛,前方去黄连、川贝,加炒莱菔子15克,5剂,水煎服。嘱其忌肥甘油腻之品。

6. 肝经湿热病案

曹某,男,46岁,1983年8月15日初诊。

患者于2周前因与单位意见不同发生争吵,生气后饮酒消愁,量多致醉。数日来自觉头部昏沉,精神昏愦,时时欲睡,由家属陪伴来诊。患者精神不振,自述胸中烦热,憋闷不适,两胁胀痛,善太息,口苦而黏,不欲饮水,大便干结,二日未行,小便短赤灼热,舌红,苔黄厚腻,脉弦数。诊为嗜睡,肝经湿热证,治以疏肝泻热、利湿醒神之法。处方:龙胆草10克,炒栀子10克,黄芩10克,车前子^{包煎}10克,泽泻10克,木通10克,柴胡10克,葛花10克,砂仁6克,郁金10克,菖蒲10克,川楝子10克。5剂,水煎服。

二诊:患者药后精神有增,胸闷烦热减轻,胁胀消失,大便臭秽量多,小便黄,舌红,苔黄稍厚,脉弦小数。辨其湿热渐减,秽浊下行,再以前方去葛花,加六一散^包10克,5剂。8月30日患者电告病已痊愈,单位赔礼,心情舒畅。

三、多 梦

多梦又称为喜梦、善梦、梦多、梦寐不宁等,是指经常于睡醒后自觉睡眠不实,乱梦纷纭,甚则整夜均在梦中,可叙述部分梦境情节,日间头昏脑胀,疲惫不堪的一种病证。若偶见梦多,则不属病态。

多梦的患者睡眠质量差,不能通过睡眠消除疲劳。其梦境或清晰,或朦胧;或古怪离奇,或变幻万端;或恐怖凄惨,或忧悲哭泣;或恼怒斗殴,欣喜欢愉;或远古旧故,或眼前近事;或生活琐碎,平淡人生,或高官厚禄,一枕黄粱;丰富多彩,光怪陆离,无法尽述。多梦常作为失眠的兼见病证,并不独立成病,但也有许多患者是以多梦为主症。多梦常可兼见梦魇、梦惊、梦语、梦遗、梦交、龂齿、遗尿等病证。

多梦为临床常见病,但常被患者忽视,或作为失眠兼症加以治疗。其发病率缺乏文献资料。现代研究发现,REM睡眠阶段与做梦密切相关,睡眠中的眼球快速运动是做梦的客观指征。多数人每晚有4~6次REM睡眠,占总睡眠时间的1/5~1/4,因此人们每晚约有2小时在做梦。但只有直接从REM睡眠中醒来,然后有意识地回忆刚才的梦境,才能记住一个梦,因此大多数人的梦被遗忘了,并不知道自己做了许多梦。梦的记忆和睡眠者的警醒程度有关,自诉梦多的人睡眠中比较警醒,很容易被声音吵醒。大量临床病例观察表明,梦是以象征语言来表达潜意识的心理活动。

中医学对多梦的认识始于《黄帝内经》,从阴阳盛衰、脏腑虚实、厥气外客等立论。如《素问·脉要精微论》说:"阴盛则梦涉大水恐惧,阳盛则梦大火燔灼,阴阳俱盛则梦相杀毁伤;上盛则梦飞,下盛则梦堕;甚饱则梦予,甚饥则梦取;肝气盛则梦怒,肺气盛则梦哭。"《灵枢·淫邪发梦》说:"正邪从外袭内,而未有定舍,反淫于藏,不得定处,与营卫俱行,而与魂魄飞扬,使人卧不得安而喜梦。"自《黄帝内经》之后,《诸病源候论》认为"脏虚者喜梦",《备急千金要方》指出"肝伤善梦",《类经》说"心肾不交,而精神散越,故为妄梦",《吴医汇讲》言"《内经》梦事,虽分脏腑阴阳,大要总系心肝两脏为主。何也？未有神魂静而梦寐颠倒者也。"总之,多梦由脏腑阴阳偏盛偏衰、七情郁结、饮食劳倦等因素致病,责在心肝两脏为主,涉及脾肾,治疗当遵《血证论》"安神为治梦要诀"之旨辨证论治,注重安神摄魂之法。

(一) 多梦的病因病机

1. 脏腑虚损　脏腑虚损是多梦的主要原因,虚在五脏,以心、肝、肾为主。《素问·方盛衰论》说:"肺气虚则使人梦见白物,见人斩血藉藉,得其时则梦见兵战。肾气虚则使人梦见舟船溺人,得其时则梦伏水中,若有畏恐。肝气虚则梦见菌香生草,得其时则梦伏树下不敢起。心气虚则梦救火阳物,得其时则梦燔灼。脾气虚则梦饮食不足,得其时则梦筑垣盖屋。"脏腑不足,或由于先天禀赋不足,素体虚弱,或由七情过极,化火伤阴,或由失血亡精,疾病损伤,或由年高体衰,气血虚少。如失血过多,七情内耗,心肝血虚,神失所养,魂不守舍,发为多梦;思虑太过,劳倦过度,久病失养,损伤气血,心脾两虚,气失温煦,血不濡养,神魂不安,发为多梦;劳伤太过,久病失养,肝肾阴虚,虚火上扰,心神不安,也发生多梦。

2. 阴阳失调　阴阳失调是产生多梦的重要原因。《灵枢·淫邪发梦》说:"阴气盛则梦涉大水而恐惧,阳气盛则梦大火而燔灼,阴阳俱盛则梦相杀。"阳气虚衰,阴气内盛,或阴气不足,阳气亢盛,阴阳失调,阳亢则神扰不宁,阴盛则神魂浮躁,发为多梦。如心阴不足,心火独盛,心神不宁,神魂游荡,产生多梦;或肾阴虚弱,不能上济于心,心火上亢,不能下交于肾,心肾水火不能既济,心神不宁,亦致多梦。

3. 湿痰郁热　湿邪、痰浊、郁热等也是多梦发病的常见原因。湿邪、痰浊、郁热等病因发生多梦,是邪气内扰、神魂不安所致。湿为阴邪,其性黏腻,阻滞气机,郁遏阳气,蒙蔽清窍,困扰神魂,以致神魂不安,睡眠多梦。《医原》说:"湿属地气,地气为浊邪,浊邪最昏人神智,往往湿病初起,即令人神气异常,昏糊烦躁,不知所苦;间有神清而能自主者,梦寐亦多不安,闭目即有所见。"痰浊与湿邪性有相近,痰浊来源于脾胃,饮食水谷运化失常,停滞为湿为饮为痰。痰浊停滞,阻遏气机,蒙蔽清窍,发为多梦;或痰湿化热,痰热熏蒸,上扰清窍,神魂不宁,发为多梦。郁热为病,主要是肝胆郁热,肝胆属木,其气升发,喜条达而恶抑郁。若因情志不畅而肝气郁结不舒,神魂不安,则会出现多梦;或肝气郁久,气郁化火,火热内扰,心神不安,魂不守舍,也会出现多梦。

(二) 多梦的辨治

1. 心肝血虚

临床表现:夜梦纷纭,睡卧不宁,心悸怔忡,惊惕健忘,视物模糊,肢体麻木,面色淡白,舌质淡,脉细。

证候解析:心肝血虚,不能濡养,则神不守舍,魂魄飞扬,故夜梦纷纭,睡卧不宁;心失所养,则心悸怔忡,惊惕健忘;肝血不足,目筋失养,则视物模糊,肢体麻木;营血不荣,故面色淡白,舌质淡;不充于脉,则脉细。

治疗原则:补养心肝,安神宁魂。

选方用药:补肝汤(《医宗金鉴》)加减。

熟地黄、当归、白芍、川芎、酸枣仁、柏子仁、茯神、夜交藤、桂圆肉、炙甘草。

方药解析:本方以四物汤为主,熟地黄、当归、白芍、川芎,补养心肝之营血;加酸枣仁、柏子仁、茯神、夜交藤以养血宁心安神;加桂圆肉以增补血之力;炙甘草调和诸药。全方共奏补养心肝营血、安神宁魂止梦之效。

2. 心脾两虚

临床表现:合目则乱梦纷纭,睡卧不宁,极易转醒,心悸怔忡,眩晕健忘,食少纳呆,腹胀便溏,面色萎黄,舌淡嫩苔薄白,脉沉细无力。

证候解析:心脾两虚,气血不能奉养,心神不安,魂不宁舍,故乱梦纷纭,睡卧不安易醒;心血不足,心失所养,故心悸怔忡;脾气不足,运化失常,故食少纳呆,腹胀便溏;气血不荣头面,故面色萎黄,眩晕健忘;舌淡嫩、脉沉细无力为气血不足之象。

治疗原则:补益心脾,宁神定志。

选方用药:归脾汤(《济生方》)加减。

黄芪、党参、白术、茯苓、龙眼肉、酸枣仁、当归、远志、夜交藤、生牡蛎、生龙骨、木香、炙甘草。

方药解析:本方以黄芪、党参、白术、茯苓、炙甘草健脾益气,使气旺而血生;龙眼肉、酸枣仁、当归补心血安心神;远志、夜交藤养心安神;龙骨、牡蛎镇心安神;佐以木香理气醒脾,使诸补益之品补而不腻、益而不壅。全方共奏益气补血、健脾养心、宁神定志之功。

3. 脾肾阳虚

临床表现:夜寐多梦,睡眠不实,腰膝酸软,畏寒肢冷,神疲乏力,智力迟钝,大便溏薄,小便清长,面色㿠白,舌淡,脉沉迟弱。

证候解析:脾肾阳气不足,气不温煦,心火失温,神躁不宁,故夜寐多梦,睡眠不实;肾阳不足,则腰膝酸软,畏寒肢冷,面色㿠白,智力迟钝;脾阳不足,故神疲乏力,大便溏薄;阳虚气不化水,故小便清长;舌淡、脉沉迟弱均为脾肾阳虚之象。

治疗原则:温补脾肾,益心安神。

选方用药:四君子汤(《太平惠民和剂局方》)合金匮肾气丸(《金匮要略》)加减。

熟地黄、山茱萸、山药、丹皮、泽泻、附子、肉桂、黄芪、党参、白术、茯神、生牡蛎、琥珀。

方药解析:本方以金匮肾气丸在滋补肾阴的基础上温补肾阳,取水中求火之意;配伍黄芪、党参、白术,温补脾气而运脾阳;茯神养心安神,生牡蛎、琥珀镇心安神。全方合用,共奏温补脾肾、益心安神之效。

4. 肝肾阴虚

临床表现:夜寐不安,乱梦纷纭,健忘耳鸣,五心烦热,腰膝酸软,头晕目眩,口燥咽干,舌红少苔,脉沉细。

证候解析:肝肾不足,肝阳上扰,魂不守舍,故夜寐不安,乱梦纷纭;肝肾不足,髓海空虚,故健忘耳鸣,头晕目眩;肝肾阴虚,腰膝失养,故腰酸膝软;虚热内生,故五心烦热,口燥咽干;舌红少苔、脉沉细为阴虚之征。

治疗原则:滋补肝肾,安神宁魂。

选方用药:一贯煎(《柳州医话》)加味。

熟地黄、北沙参、麦冬、当归、枸杞子、炒枣仁、远志、茯神、夜交藤、生龙骨、生牡蛎、川楝子。

方药解析:本方重用熟地黄滋阴养血、补肾养肝,为君药;以沙参、麦冬、当归、枸杞子、炒枣仁滋阴养血、柔肝安神,用为臣药;远志、茯神、夜交藤养心安神,生龙骨、生牡蛎镇肝宁心安神,川楝子理气疏肝,共为佐使。全方共奏滋补肝肾、安神宁魂之效。

5. 心肾不交

临床表现:夜寐不宁,乱梦纷纭,心中烦躁,头晕耳鸣,口燥咽干,潮热盗汗,腰膝酸软,小便短赤,舌红少苔,脉细数。

证候解析:肾阴亏虚,肾水不能上济于心,心火独亢,火热内扰,神魂不安,故夜寐不宁,乱梦纷纭;心火独亢,故心中烦躁,口燥咽干;心火下移小肠,则小便短赤;肾水不足,脑髓不充,故头晕耳鸣;肾阴不足,腰膝失养,故腰膝酸软;阴虚则阳亢,故潮热盗汗;阴虚内热,则舌红少苔、脉细数。

治疗原则:泻南补北,交通心肾。

选方用药:黄连阿胶汤(《伤寒论》)加减。

黄连、阿胶、白芍、干地黄、鸡子黄、黄芩、龟板、生牡蛎。

方药解析:本方泻南方火,补北方水,滋肾清心,交通心肾。黄连苦寒清心经上亢之火,阿胶血肉有情之品,补肾脏干涸之阴精,共为君药;白芍、地黄养阴血,鸡子黄血肉有情,补肾通心以调和阴阳,共为臣药;黄芩清热助黄连降火清心,龟板补阴潜阳降火,牡蛎镇肝宁心安神,共为佐使。全方泻心火、滋肾水,共奏交通心肾、定志宁神之功。

6. 湿阻中焦

临床表现:夜寐多梦,头身困重,脘腹胀满,不思饮食,口淡乏味,大便溏泄,舌淡胖边有齿痕,苔白腻,脉濡缓。

证候解析:脾气不足,运化失司,湿邪留滞,困遏中阳,升降失调,心神被蒙,故夜寐多梦;脾虚不运,湿浊阻滞,故头身困重,脘腹胀满,不思饮食;脾湿不运,津液不化,脾窍不清,故口淡乏味;脾湿下注,则大便溏泄;舌胖有齿痕、苔白腻、脉濡缓为脾虚湿阻之征。

治疗原则:健脾化湿,和胃安神。

选方用药:胃苓汤(《太平惠民和剂局方》)加减。

苍术、厚朴、陈皮、桂枝、白术、茯苓、猪苓、泽泻、藿香、佩兰、半夏、秫米、甘草。

方药解析:本方以平胃散合五苓散为主组方。脾主运化,喜燥恶湿,湿浊困阻,运化失司,故用苍术、厚朴、陈皮、甘草燥湿运脾,行气和胃;水湿内停,气化不利,故用桂枝、白术、茯苓、猪苓、泽泻温阳化气、渗温利水,使湿从小便而祛;藿香、佩兰芳香化湿醒脾,半夏、秫米和胃安神。全方共奏健脾化湿、和胃安神之效。

7. 痰浊阻滞

临床表现:夜寐不宁,梦多昏沉,头晕目眩,心悸怔忡,触事易惊,胸闷呕恶,肢体困倦,纳谷不馨,舌苔白腻,脉滑。

证候解析:中虚不运,聚生痰浊,痰浊上扰,心神不安,故夜寐不宁,梦多而昏沉;痰浊阻滞,心神失养,神魂不安,故心悸怔忡,触事易惊;痰浊阻于胸中则胸闷,上扰头目则头晕目眩,困阻脾胃则呕恶纳呆;脾主肌肉,痰浊困脾,故四肢困倦;舌苔白腻、脉滑均为痰浊之象。

治疗原则:健脾化痰,宁心安神。

选方用药:二陈汤(《太平惠民和剂局方》)加减。

半夏、陈皮、茯苓、竹茹、枳实、菖蒲、郁金、炒枣仁、远志、龙骨、牡蛎。

方药解析:本方以半夏燥湿化痰,降逆和胃,陈皮理气燥湿化痰,同为君药;茯苓健脾利湿,竹茹清热化痰,止呕除烦,用为臣药;枳实下气消痰,菖蒲、郁金醒神通窍化痰,炒枣仁、远志养心安神,龙骨、牡蛎重镇安神,共为佐使。全方共奏健脾化痰、宁心安神之效。

8. 肝气郁结

临床表现:夜寐多梦,两胁胀痛,心烦易怒,胸闷不舒,善太息,头痛目眩,多疑善哭,精神抑郁,舌淡红苔薄白,脉弦。

证候解析:肝郁气结,魂不宁舍,故夜寐多梦;肝失条达,疏泄失职,气机郁滞不畅,故两胁胀痛,胸闷不舒,心烦易怒,精神抑郁,善太息,多疑善哭;肝气上冲头面,故头痛目眩;脉弦为肝郁之象。

治疗原则:疏肝解郁,安神宁魂。

选方用药:逍遥散(《太平惠民和剂局方》)加减。

柴胡、当归、白芍、白术、茯苓、香附、郁金、龙骨、牡蛎、琥珀、薄荷、甘草。

方药解析:本方以柴胡疏肝解郁,用为君药;当归、白芍养血柔肝,使阴体柔润,而阳郁得缓,用为臣药;白术、茯苓健脾利湿,使运化有权,气血有源,香附、郁金助柴胡疏肝解郁,龙骨、牡蛎、琥珀镇肝宁心,安神定志,薄荷散郁,甘草调和诸药,共为佐使。全方共奏疏肝解郁、安神宁魂之效。

9. 肝火扰心

临床表现:睡卧不宁,梦境纷纭,烦躁易怒,两胁胀痛,头晕目赤,面红口苦,小便短赤,大便秘结,舌红苔黄厚,脉弦数有力。

证候解析:肝火扰心,神魂不安,故睡卧不宁,梦境纷纭;肝失条达,火热内迫,经气不通,故两胁胀痛,烦躁易怒;肝火上炎,则头晕目赤,面红口苦;肝热下移,则小便短赤,大便秘结;舌红、苔黄厚、弦数有力为肝火之兆。

治疗原则:清肝泻火,镇心安神。

选方用药:龙胆泻肝汤(《兰室秘藏》)加减。

龙胆草、炒栀子、黄芩、泽泻、通草、车前子、当归、生地、石决明、珍珠母、琥珀粉、柴胡、生甘草。

方药解析:本方以龙胆草为君药,苦寒直折肝经实火;炒栀子、黄芩辅龙胆草清泻肝火以为臣药;泽泻、通草、车前子清热利湿,使热从水道分泄,生地、当归滋阴养血清热,以补火热耗灼之阴血,石决明、珍珠母、琥珀粉镇心肝以安神魂,共为佐药;柴胡引经,生甘草清热,调和诸药,共为使药。诸药共用,收清肝泻火、镇心安神之功。

10. 心胆气虚

临床表现:夜寐不宁,噩梦纷纭,惊悸怔忡,恐惧不能独睡,如人将捕之,胸闷气短,乏力自汗,舌质淡,苔薄白,脉弦细无力。

证候解析:心主神明,胆司决断,心胆气虚,神魂不宁,故噩梦纷纭,惊恐怔忡;气虚不固,则自汗出;气虚息弱,故胸闷气短乏力;舌淡、脉弦细无力皆心胆气虚之象。

治疗原则:益气温胆,化痰宁神。

选方用药:十味温胆汤(《世医得效方》)加减。

竹茹、枳实、半夏、陈皮、党参、酸枣仁、龙眼肉、五味子、茯神、远志、菖蒲、龙齿、生姜。

方药解析:本方以温胆汤为主,竹茹、枳实、半夏、陈皮、党参补心益气,温胆化痰,宁心安神;龙眼肉、酸枣仁养血宁心;五味子酸收敛气;茯神、远志养心安神;菖蒲芳香开窍化痰;龙齿镇心宁神;生姜温中化痰以助升发之气。全方共奏益气温胆、化痰宁神之功。

(三)临证医案

1. 肝气郁结病案

王某某,男,42 岁,2010 年 6 月 29 日初诊。

患者夜寐多梦 5 年,每晚睡眠 4~5 小时,睡眠不实,易醒难寐,急躁易怒,胸闷胁胀,善太息,口苦口臭,每因情绪波动及多食症状加重,二便调,舌质淡暗,苔薄白,脉左弦细右关滑。诊为多梦,证属肝气郁结、兼见胃热,治以疏肝解郁、清胃安神,予逍遥散加减。处方:柴胡 10 克,白芍 10 克,当归 10 克,炒栀子 6 克,丹皮 10 克,川芎 6 克,香附 10 克,炒枣仁 15 克,远志 9 克,焦三仙^各 10 克。7 剂,水煎服。

二诊:夜梦减少,能睡 5~6 小时,易醒,醒后可再睡,口苦口臭消失,晨起口中黏腻,余症同前,舌淡红,苔中根黄,脉弦细。前方加生地 15 克、半夏 9 克、夜交藤 15 克,再进 7 剂。

三诊:夜梦消失,可安睡 7 小时,二便调,舌淡红,苔薄黄,脉沉细。治疗显效,以原方 7 剂调理巩固,嘱调畅情志,清淡饮食。随访 6 个月未见复发。

2. 心胆气虚病案

卢某,女,53 岁,2012 年 10 月 21 日初诊。

患者多梦 2 年,睡则乱梦纷纭,睡眠不实,醒后不易入睡,胆小恐惧,气短乏力,口苦,已绝经,头发干枯,纳谷不馨,大便粘滞,小便灼热色黄味重,手足不温,舌质淡,苔黄腻,脉沉细。诊为多梦,心胆气虚证,治以益气温胆、化痰宁神,予十味温胆汤加减。处方:竹茹 10 克,枳实 10 克,半夏 9 克,陈皮 10 克,茯苓 12 克,党参 10 克,炒枣仁 20 克,五味子 6 克,远志 9 克,骨碎补 10 克,熟地黄 12 克,黄柏 10 克。7 剂,水煎服。

二诊:乱梦减少,睡眠不实改善,小便灼热异味减轻,色黄,大便干,舌质红,苔黄腻,脉细小数。前方去骨碎补,加丹参 15 克,7 剂,水煎服。

三诊:多梦消失,睡眠渐实,每晚睡眠 5~6 小时,夜间偶醒,可以再睡,二便正常,舌暗红,苔薄黄,脉细。继用前方加白术 10 克、当归 10 克、白芍 10 克,再服 7 剂而愈。

四、鼾 眠

鼾眠又称为鼾睡、鼾卧、打鼾、打呼、打呼噜等,是指在睡眠中因气道不畅而鼾声响亮,时断时续,并伴有失眠或日间嗜睡的一种病证。

鼾睡的患者,打鼾是经常性的,几乎每晚打鼾,甚或卧则打鼾,鼾声如雷,或如扯锯,时断时续而不规律,夜间或有失眠,日间疲乏无力,精神不振,嗜睡,焦虑抑郁,注意力不集中,或有头痛、恶心、盗汗、心悸、急躁易怒、多汗等症状。

国外资料报道,鼾眠的发病率为 1.4%~10%,可发生于各年龄组,以 40~60 岁的肥胖者较为多见,男性明显多于女性。

现代研究认为,鼾眠与睡眠呼吸暂停综合征有关,尤其是阻塞型睡眠呼吸暂停综合征患者。形体肥胖、鼾声响亮而不规则是其明显标志,每次呼吸暂停时间超过 10 秒,最长可达 3 分钟,一夜可发生数十次至数百次,其发作在非快速眼动睡眠(NREM)各期中呈进行性加重,在 REM 睡眠时最重。本病的病因目前还不完全清楚,部分患者有甲状腺功能减退、肢端肥大症以及下颌、颜面或上呼吸道畸形,有的患者有家族史。本病药物治疗效果不肯定,肥胖者应当进行减肥,阻塞型或混合型可考虑手术治疗。还应该指出,鼾眠者虽或有失眠,但忌用安眠药物。

中医学对鼾眠病的认识始于汉代张仲景的《伤寒论》。《伤寒论·辨太阳病脉证并治》云:"太阳病,发热而渴,不恶寒者,为温病。若发汗已,身灼热者,名风温。风温为病,脉阴阳俱浮,自汗出,身重,多眠睡,鼻息必鼾,语言难出。"认为太阳温病误治发汗而致多眠睡,鼻息必鼾。《诸病源候论·咽喉心胸病诸候》说:"鼾眠者,眠里喉咽间有声也。人喉咙气上下也。气血若调,虽寤寐不妨宣畅;气有不和,则冲击喉咽而作声也。其有肥人眠作声者,但肥人气血沉厚,迫隘喉咽,涩而不利亦作声。"鼾眠是在睡眠过程中,肺系气道不畅,呼吸节律改变,功能障碍,以致呼吸困难,甚则呼吸暂停。《素问·经脉别论》说:"脾气散精,上归于肺。"鼾眠主要责之于肺脾,脾肺气虚是鼾眠致病之本。肺脾气虚,治节失守,呼吸不利,引起鼾眠;肺开窍于鼻,肺窍不利可引起鼾眠;肺系不利亦可引起鼾眠。此外,心肺有热、痰热壅盛、瘀血阻滞、阴阳不和等原因也可以产生鼾眠。鼾眠治疗多采用补益肺脾、通窍宣肺、清热祛火、化痰祛瘀、调和阴阳等法。

(一)鼾眠的病因病机

1. 脾肺气虚 肺脾气虚是鼾眠发生的根本原因。《素问·六节藏象论》说:"肺者,气之本,魄之处也。"《素问·灵兰秘典论》说:"肺者,相傅之官,治节出焉。"肺主治节,包括对呼吸的节律、周身气机的调节功能,以及助心行血的功能,是对肺脏功能的高度概括。呼吸节律匀调自然,是治节的表现,是肺主气功能正常的体现,也是肺藏魄的条件。肺主一身之气,肺吸入自然界之清气,与谷气合而积于胸中,成为宗气。宗气司呼吸,贯心脉,行气血。呼吸节律紊乱,甚至暂停,是宗气虚弱、治节失调、魄神失守的表现。宗气部分来源于脾胃运化的水谷之气,肺气和脾气息息相关,脾气充则肺气盛,脾气虚则肺气馁,故脾肺气虚是鼾眠致病之本。脾肺不足,气虚不续,呼吸不利,发为鼾眠。

2. 窍闭系阻 窍闭系阻,呼吸不畅,是产生鼾眠的直接原因。肺为阳中之太阴,居于上焦,为相傅之官,治节出焉。肺主气,司呼吸,上连肺系,开窍于鼻。因此,肺系、鼻窍是呼吸之气的必经之道。《灵枢·脉度》说:"肺气通于鼻。"若感受外邪,闭塞皮毛,肺失宣发之能,鼻窍不利,则呼吸不畅,肺气阻塞不通,亦可发生鼾眠;或外邪自口鼻而入,壅塞鼻窍,亦可发生肺气出入不畅,产生鼾眠。《外台秘要》说:"肺藏,为风冷所乘,则鼻气不和,津液壅塞。"若外邪客于肺系,咽喉不利,呼吸不畅,也会出现鼾眠。因此,肺窍闭塞不通、肺系阻滞不畅,是产生鼾眠的直接原因。

3. **痰热瘀血**　痰热瘀血壅滞胸肺,是鼾眠致病的重要原因。外邪袭肺,入里化热,热灼肺津,炼液为痰;或素体丰腴,痰湿壅盛,蕴久化热;或过食肥甘炙煿之品,积热生痰,均致痰热互结,肺气壅盛,宣降失司,呼吸不利,发为鼾眠。心肺火炽,扰动神魄,神不守舍,呼吸不利,亦可发为鼾眠。跌仆金刃损伤,或久病不解入络,瘀血阻滞,以致神魄昏乱,发为鼾眠。

4. **阴阳失调**　肺主气,属卫,心主血,属营,营卫气血协调,阴平阳秘,精神乃固。若营卫气血失调,阴不与阳交,阳不与阴接,阴阳不能和调,营卫相争,则神魄不宁,发为鼾眠。

(二) 鼾眠的辨治

1. 脾肺气虚

临床表现:鼾睡声重,时断时续,或呼吸停顿,精神疲倦,气短懒言,少气乏力,自汗畏风,纳谷不馨,腹胀便溏,舌淡有齿痕苔白,脉缓弱。

证候解析:脾肺气虚,呼吸无力,故发生鼾眠;气虚不续,故鼾声时断时续,或呼吸停顿;肺气亏虚,则精神疲倦,气短懒言,少气乏力,自汗畏风;脾气虚弱,运化失司,则纳谷不馨,腹胀便溏;舌淡有齿痕苔白、脉缓弱皆是气虚之象。

治疗原则:补益脾肺,升举清气。

选方用药:补中益气汤(《脾胃论》)加减。

黄芪、人参、白术、当归、陈皮、炒枣仁、柴胡、升麻、炙甘草。

方药解析:方中重用黄芪,味甘微温,入肺脾经,补益中气,升举清阳为君;人参、白术补气健脾,增强黄芪补气之力,共为臣药;当归补血养营,陈皮理气和胃,炒枣仁调神,共为佐药;柴胡、升麻升举清气为佐使;炙甘草调和诸药为使。诸药合用,脾气充,清阳升,肺气盛,呼吸畅,治疗鼾眠正为合宜。

2. 鼻窍不利

临床表现:夜寐不安,鼾声响亮,断续不规则,鼻塞不利,流涕,喷嚏,鼻痒,或有头痛,舌淡红,苔薄白,脉稍浮。

证候解析:鼻窍不利,气道阻塞,故夜寐不安,鼾声响亮,断续不规则;肺气不宣,鼻窍不利,因而鼻塞;外邪留滞,故流涕,喷嚏,鼻痒,或有头痛;外邪束肺,故脉稍浮。

治疗原则:宣肺散邪,芳香开窍。

选方用药:苍耳子散(《重订严氏济生方》)加味。

苍耳子、辛夷、白芷、薄荷、菖蒲、桔梗、川芎、甘草。

方药解析:本方以苍耳子通窍宣肺,祛风除湿为君药;辛夷、白芷芳香通窍为臣药;薄荷宣肺解表,散风开窍,菖蒲芳香开窍,桔梗宣肺利咽,川芎活血祛风,共为佐药;甘草调和诸药,为使药。全方共奏宣肺开窍之功。

3. 肺系壅塞

临床表现:夜寐不实,鼾声如雷,咳嗽气憋,咽喉不利,或见乳蛾肿大,声音重浊,舌淡暗,苔白腻,脉弦滑。

证候解析:肺系壅塞,气道不畅,呼吸受阻,故夜寐不实,鼾声如雷;肺系不通,气失宣散,故见咳嗽气憋,咽喉不利,声音重浊;痰气壅结,故见乳蛾肿大;舌暗、苔腻、脉弦滑是痰气壅塞、气道不利所致。

治疗原则:宣肺散邪,清利咽喉。

选方用药:白牛宣肺汤(经验方)加减。

白僵蚕、牛蒡子、杏仁、前胡、桔梗、荆芥、川贝、玄参、牡蛎、赤芍、甘草。

方药解析:本方以白僵蚕、牛蒡子、杏仁宣肺祛风,化痰利咽,用为君药;前胡、桔梗、荆芥宣肺利咽,祛风解表,用为臣药;川贝母、玄参、牡蛎化痰散结,清热利咽,赤芍活血化瘀,共为佐药;甘草调和诸药,为使药。全方共奏宣肺散邪、清利咽喉之效。

4. 痰火闭肺

临床表现:夜卧不宁,鼾声洪大,喉中振动,胸中烦热,痰黄而黏,不易咯出,咳嗽喘促,但头汗出,鼻息灼热,大便秘结,小便短赤,舌红绛,苔黄腻,脉滑数。

证候解析:痰火互结,壅闭肺脏,肺失清肃,气道不利,故夜卧不宁,鼾声洪大,喉中振动;痰火结于胸中,故胸中烦热,气息灼热,痰黄黏不易咯出;痰热壅盛,肺失清肃,故喘促咳嗽;痰热上蒸,则头汗出;肺热下移大肠则便结,膀胱热盛则尿赤;舌红绛、苔黄腻、脉滑数俱为痰火互结之象。

治疗原则:涤痰泻火,宣降肺气。

选方用药:礞石滚痰丸(《丹溪心法》引王隐君方)加减。

礞石、大黄、黄芩、黄连、瓜蒌、半夏、胆南星、沉香粉、枳实。

方药解析:本方以礞石剽悍重坠,攻逐肺脏顽结之老痰,为君药;大黄苦寒,荡涤大肠火热实结,开痰火下行之道,为臣药;黄芩、黄连清心肺之火,瓜蒌、半夏、胆南星攻逐痰热之结,沉香、枳实下气散结开郁,共为佐使。全方共奏涤痰泻火、宣降肺气之效。

5. 阴阳失调

临床表现:夜寐不安,辗转反侧,鼾声震耳,胸胁满闷,心悸易惊,自汗盗汗,困倦乏力,易感冒,恶风畏寒,舌淡,苔白,脉沉细弱。

证候解析:阴阳失调,不能交通既济,故夜寐不安,辗转反侧;阴阳不和,气息不畅,故鼾声大作;气机不利,故胸胁满闷不舒;神魂不宁,故心悸易惊;阴阳失调,不能固护阴液,则自汗盗汗;阴阳两虚,则困倦乏力;阴不平而阳不秘,故易感外邪,恶风畏寒;舌淡苔白、脉沉细弱亦是阴阳失调、阴阳两虚之象。

治疗原则:调和阴阳,潜镇安神。

选方用药:桂枝加龙骨牡蛎汤(《金匮要略》)加减。

桂枝、白芍、生姜、大枣、炙甘草、龙骨、牡蛎、菖蒲、郁金。

方药解析:本方以《伤寒论》之桂枝汤调和营卫,燮理阴阳,桂枝助卫益阳,白芍敛营益阴,生姜和胃通阳,大枣滋阴养营,甘草调和诸药;加龙骨、牡蛎潜阳镇心安神,菖蒲、郁金开窍化痰。全方共奏调和阴阳、潜镇安神之效。

6. 瘀血阻滞

临床表现:鼾睡声重,睡卧不宁,头痛如刺,头昏而沉重,心胸闷痛,口渴,但欲漱水不欲咽,舌质暗,有瘀点瘀斑,脉细涩。

证候解析:瘀血阻滞经络,气血运行不畅,神明失养,心神不安,故睡卧不宁,鼾睡声重;瘀血阻滞,不通则痛,清阳不升于头面,故头痛如刺,头昏沉重;瘀阻气滞,故心胸闷痛;瘀血阻络,津液不能上承,故口干,但欲漱水不欲咽;舌质暗、瘀点瘀斑、脉细涩是瘀血阻滞之征。

治疗原则:活血通窍,宁心安神。

选方用药:通窍活血汤(《医林改错》)加减。

麝香、赤芍、川芎、桃仁、红花、菖蒲、郁金、牡蛎、老葱、大枣、黄酒。

方药解析:本方以麝香芳香走窜,开窍通络;赤芍、川芎、桃仁、红花活血化瘀;菖蒲、郁金化痰开窍;牡蛎潜阳镇静;老葱、黄酒、大枣通阳行气,和阴调血。全方共奏活血通窍、宁心安神之效。

(三) 临证医案

1. 脾肺气虚病案

吴某,男,47 岁,2012 年 1 月 12 日初诊。

患者近 2 年来夜间睡眠打鼾,常自我惊醒,经西医院检查,诊为睡眠呼吸暂停综合征,建议呼吸机治疗,患者拒绝,故来中医治疗。素有甲状腺功能亢进、心房颤动病史。患者夜间睡眠打鼾,反复惊醒,多梦,心悸,纳呆,脘胀,多白痰,大便溏,小便黄,舌质淡红,苔白微腻,脉弦滑。诊为鼾眠,辨证属脾肺气虚,治以补益脾肺、升举清气之法,方用补中益气汤加减。处方:生黄芪 10 克,太子参 10 克,炒白术 10 克,陈皮 10 克,茯苓 10 克,木香 5 克,当归 5 克,鸡内金 10 克,法半夏 9 克,藿香 10 克,黄芩 10 克,冬瓜仁 20 克,炒枣仁 20 克,六一散包10 克。6 剂,水煎服。

二诊:患者夜间惊醒次数明显减少,其爱人反映鼾声减轻,偶有心悸,白痰减少,纳馨,脘胀减,大便成形,小便仍黄,舌脉同前。上方冬瓜仁减为 10 克,去六一散,加桂枝 3 克、黄柏 5 克,继服 6 剂。

三诊:诸症进一步减轻,夜间已无惊醒,呼吸平稳,纳馨可,二便正常,舌质淡红,舌苔薄白,脉弦细。上方继服6剂以巩固疗效。2个月后随访,未见复发。

2. 肺系壅塞病案

叶某,男,15岁,1995年11月12日初诊。

患者素有慢性扁桃体肿大,常感咽喉不利。2周前劳累感寒,咽干而痛,经服用抗生素咽痛消失,10天来夜间睡眠不安,鼾声响亮,断续不规则,鼻塞,声音重浊,咳嗽有痰,口干,舌暗红,苔薄白腻,脉浮滑。诊为鼾眠,证属肺系壅塞,治以宣肺散邪、清利咽喉。处方:白僵蚕10克,牛蒡子12克,桃杏仁各10克,川贝母10克,玄参15克,射干10克,桔梗10克,沙参15克,赤芍10克,荆芥穗10克,海蛤壳10克。5剂,水煎服。

二诊:患者服上药后,鼻塞已通,声音清亮,仍有少许咳嗽,痰质变稀,口干消失,夜来安睡,未见鼾声。再以上方5剂,调理而愈。

3. 血瘀痰阻病案

王某,男,35岁,1978年11月9日初诊。

患者半年前车祸外伤,西医诊为脑震荡,经治疗好转。半年来头痛如刺,偏于左侧,部位固定,记忆力减退,夜寐鼾声如雷,睡卧不宁,咽喉不利,时有泛恶,纳谷不馨,胸中满闷,太息则舒,舌质暗,苔白腻,脉细而沉。诊为鼾眠,证属痰瘀互结,治以活血通窍、化痰安神法,以通窍活血汤合半夏天麻白术汤加减。处方:赤芍10克,川芎10克,当归10克,白芷10克,桃仁10克,红花10克,半夏10克,天麻10克,陈皮10克,全蝎6克,郁金10克,僵蚕10克,甘草6克。5剂,水煎服。

二诊:药后头痛稍减,恶心泛呕消失,鼾鸣如故,再以上方去白芷,加麝香0.5克、黄酒30毫升,再进5剂。

三诊:药后头痛大减,鼾睡偶作,胸闷消失。再以上方去麝香、黄酒,加熟地黄10克。前后服药30余剂,诸症尽除。

五、拘挛瘛疭

拘挛又称转筋、抽筋等,是指在睡眠中不自主地出现阵发性小腿肌肉拘急挛缩的一种病证。瘛疭又称瘼疭、抽搐、抽搦、搐等,是指在睡眠中不自主地出现腿部筋脉肌肉伸缩不定,抽动不已,形如曳锯的一种病证。二者同为睡眠中出现的肌肉筋脉病变,互相联系,并可相兼出现,治疗相近,故合并讨论。

拘挛的患者睡眠中出现阵发性小腿筋脉肌肉拘急挛缩,可发于一侧,也可发生于双侧,约20~40秒发作1次,连续发作5分钟~2小时,使患者转醒。瘛疭发生于卧床尚未入睡之时,患者小腿筋脉肌肉抽搐不止,必须不停地活动、叩打,或下床行走才能解除,有时也发生于大腿、足、腰等部位。其不适感如酸痒、麻木、针刺、蚁行、触电等多种感觉之混合，痛楚难言，以夜深人静、昏沉欲寐时为甚，影响睡眠，严重者至彻夜不眠。

拘挛的发生率随年龄增长而增加，据国外报道，12%的严重失眠、3%的嗜睡与拘挛有关。瘛疭多发于青壮年，女性较男性为多见。

拘挛瘛疭属睡眠障碍范畴，现代睡眠学对其认识不断深化和发展，目前发现拘挛患者的多导睡眠图显示觉醒波型。拘挛瘛疭多数病因不清，少数病例继发于神经元疾病或局部血循环不畅，有些患者有家族性倾向。治疗应用氯硝西泮、卡马西平及5-羟色胺等有效。

中医学对本病的认识，《黄帝内经》主张邪客及湿热为因，如《素问·缪刺论》说："邪客于足太阳之络，令人拘挛。"《素问·生气通天论》则说："湿热不攘，大筋软短，小筋弛长，软短为拘，弛长为痿。"《诸病源候论》认为是体虚受风，《太平圣惠方》责之于血虚受寒。本病主要涉及心肝脾肾等脏腑，多由心肝血虚、肝肾阴虚、中气虚弱以及湿热、肝风、痰火、瘀血而发病。治疗虚证以养血柔筋、滋补肝肾、补中益气等为法；治疗实证当以清热利湿、潜阳息风、清热化痰、活血化瘀之法。

（一）拘挛瘛疭的病因病机

1. 筋脉失养 气血阴液不足，筋脉失其濡养，是拘挛瘛疭的重要原因。肝藏血主筋，心主血脉，拘挛瘛疭病变在筋脉，故与心肝两脏关系最为密切。若先天禀赋不足，营血亏虚，或久病耗损，失血过多，或思虑忧愁，伤心耗血，或肝气郁滞，气郁伤血，以致营血不足，筋脉失其濡养，则发生拘急挛缩，瘛疭不止。肝肾同居下焦，肾为水脏，主藏精，肝脏属木，主藏血，肝肾相依，乙癸同源，精血互生。若先天禀赋不足，精血虚少，或大病久病之后，阴血耗伤，或房劳纵欲，阴精耗损，均能导致肝肾两虚，精血不足，筋脉失养，出现拘挛瘛疭。脾居中土，为后天之本，气血生化之源。若脾气虚弱，清阳不升，气失温煦，筋脉失于温养，亦可发生拘挛瘛疭。

2. 瘀血阻滞 瘀血阻滞，经脉不畅，筋失所养，是拘挛瘛疭的重要致病原因。跌仆损伤，瘀血内停，或久病入络，经脉不通，都会产生瘀血。瘀血阻滞，经脉不畅，死血不祛，新血不生，筋脉失养，则拘挛瘛疭。本病常见由瘀血而致者，应当予以充分注意。还应该指出，造成瘀血阻滞的原因是多方面的，应审明原因，辨证论治。有气滞而血瘀者，为情志不遂，肝气郁结，气滞而血涩，出现瘀血阻滞；有阳虚而血寒者，为素体阳虚，感受外寒，或寒从中生，血失温运，滞涩不行，出现瘀血阻滞；有气虚而血瘀者，气为血帅，气以行血，气虚则鼓动无力，出现瘀血阻滞；有血虚而血瘀者，血虚则脉中血少，血少则流动不畅，运行迟滞，出现瘀血阻滞；有气血两虚而血瘀者，气血两虚，鼓动无力，脉不充盈，血脉滞涩,出现瘀血阻滞等等。凡此种种,皆能发生拘挛瘛疭。

3. 痰湿风火　痰湿风火,阻滞经络,气血不行,筋脉失养,也是发生拘挛瘛疭不可忽视的病因。冒犯雾露,淋雨涉水,久处湿地,感受外湿,或脾胃虚弱,暴饮暴食,脾失健运,湿邪停滞,蕴久化热,湿热不攘,阻滞经脉,发生拘挛瘛疭。脾胃不运,聚湿酿痰,蕴久化热化火,或过食肥甘厚味,生痰化热化火,或感受外邪,入里化热,灼津生痰,痰热互结,壅滞经络,血脉不畅,筋脉失养而发生拘挛瘛疭。素体肝旺,风阳易动,或肝肾不足,阴虚阳亢,风胜则动,故见筋脉拘挛瘛疭。

(二)拘挛瘛疭的辨治

1. 心肝血虚

临床表现:夜寐不安,失眠多梦,筋脉拘急,惊惕不宁,心悸健忘,头晕目花,面色淡白,爪甲不荣,舌质淡,脉沉细。

证候解析:心肝血虚,神魂不宁,筋脉失养,故夜寐不安,失眠多梦,筋脉拘急;心肝血虚,心失濡养,神不守舍,故惊惕不安,心悸健忘;心脏其华在面,肝脏开窍于目,心肝血虚,故面色淡白,头晕目花;肝其华在爪,血虚失荣,故爪甲枯而不华;舌质淡、脉沉细为血虚之貌。

治疗原则:补养心肝,和血柔筋。

选方用药:芍药甘草汤(《伤寒论》)加味。

赤芍、白芍、炙甘草、当归、丹参、酸枣仁、茯神、川芎、鸡血藤、红花、牛膝。

方药解析:本方以赤芍、白芍、炙甘草为君药,宗芍药甘草汤之旨,酸甘化阴,养血荣筋;当归、丹参、酸枣仁补心肝之血虚,安心神之不宁,为臣药;茯神养心安神,川芎、鸡血藤、红花、牛膝活血通络,共为佐使。全方共奏补养心肝、和血柔筋之功。

2. 肝肾阴虚

临床表现:夜寐不安,下肢拘挛瘛疭,头晕目眩,耳鸣如蝉,腰酸膝软,烦热盗汗,口燥咽干,夜间尿频,舌红少苔,脉沉细。

证候解析:肝肾不足,阴液亏少,筋脉失养,故下肢拘挛瘛疭,夜寐不安;肾开窍于耳,肝开窍于目,肝肾阴虚,不能上荣,脑髓不满,则头晕目眩,耳鸣如蝉;腰膝属肾,筋聚于关节,肝肾不足,腰膝失养,故腰膝酸软;阴虚内热则烦热,迫津外泄故盗汗,阴津不能上承则口燥咽干;肾虚失司,则夜尿频频;舌红少苔、脉沉细为肝肾阴虚之象。

治疗原则:滋补肝肾,缓急柔筋。

选方用药:六味地黄丸(《小儿药证直诀》)合四物汤(《太平惠民和剂局方》)加减。

熟地黄、山茱萸、山药、泽泻、茯苓、丹皮、白芍、当归、夜交藤、甘草。

方药解析：本方以熟地黄、山茱萸、山药、白芍、当归，滋补肝肾，养血荣筋；泽泻、茯苓、丹皮之三泻，降浊利湿，泻肝火以助补益；更加夜交藤养血安神通络；甘草调和诸药。全方共奏滋补肝肾、缓急柔筋之功。

3. 脾气虚弱

临床表现：拘急瘛疭，肢体麻木，夜间为甚，夜寐不安，少气懒言，肢体困重，腹胀便溏，面色萎黄，舌淡齿痕，脉沉细弱。

证候解析：脾气虚弱，气不温煦，筋脉失养，故肢体麻木，拘挛瘛疭，入夜加重，睡眠不安；气虚则少气懒言；四肢失主则困重无力；脾失健运，故腹胀便溏；气虚不能上荣，则面色萎黄；舌淡齿痕、脉沉细弱为脾气虚弱之征。

治疗原则：健脾益气，温养筋脉。

选方用药：补中益气汤（《脾胃论》）加减。

黄芪、党参、白术、炙甘草、陈皮、当归、白芍、鸡血藤、柴胡、升麻。

方药解析：本方黄芪补中益气，温养经脉，用为君药；党参、白术、炙甘草健脾益气，共为臣药；陈皮健脾理气燥湿，当归、白芍养血营筋，鸡血藤养血活血通络，共为佐药；柴胡、升麻升举清阳，为本方使药。诸药配伍，共奏健脾益气、温养筋脉之功。

4. 瘀血阻滞

临床表现：夜寐不安，拘挛瘛疭，局部刺痛，敲打活动而稍减，口干，但欲漱水不欲咽，肌肤甲错，面色黧黑，舌质暗有瘀点或瘀斑，脉细涩。

证候解析：瘀血阻滞，经脉不畅，筋脉失养，故夜寐不安，拘挛瘛疭，其痛如刺；敲打活动，则血气稍通，故拘挛瘛疭疼痛减轻；瘀血阻滞，津液不能上承于口，故口干，但欲漱水不欲咽；瘀血阻络，新血不生，肌肤失养，面失濡润，故肌肤甲错，面色黧黑；舌暗有瘀点瘀斑、脉细涩均为瘀血之征。

治疗原则：活血化瘀，通络缓急。

选方用药：活络效灵丹（《医学衷中参西录》）合芍药甘草汤（《伤寒论》）。

当归、丹参、生乳香、生没药、赤芍、白芍、炙甘草、鸡血藤、牛膝。

方药解析：本方以当归活血养血，为君药；丹参助当归以加强活血祛瘀之力，活血而不伤血，乳香、没药活血祛瘀，行气止痛，共为臣药；赤芍、白芍、炙甘草缓急止痛，酸甘化阴，鸡血藤活血通络，牛膝活血祛瘀，引药下行，共为佐使药。全方配伍，达活血化瘀、通络缓急之效。

5. 肝阳动风

临床表现：夜寐不安，拘挛瘛疭，头晕目眩，头痛面赤，口燥咽干，腰膝酸软，或肢体麻木，舌红，少苔，脉弦数。

证候解析：肝阴亏虚，不能潜藏，肝阳上亢，极而风动，故夜寐不安，拘挛瘛疭；风阳上扰头面，故头晕目眩，面赤头痛；肝肾阴亏，则口燥咽干，腰膝酸软；

阴液亏虚,筋脉失养,故肢体麻木;舌红、少苔、脉弦数是阴亏阳亢之象。

治疗原则:潜阳育阴,息风缓急。

选方用药:天麻钩藤饮(《杂病证治新义》)合杞菊地黄丸(《医级》)加减。

天麻、钩藤、石决明、枸杞子、熟地、山茱萸、山药、白芍、丹皮、牛膝、夜交藤、茯神。

方药解析:本方以天麻、钩藤、石决明平肝潜阳,息风通络,共为君药;枸杞子、熟地、山茱萸滋补肝肾,育阴柔肝,共为臣药;山药、白芍滋阴柔肝,丹皮、牛膝凉血活血,引药下行,夜交藤、茯神安神定志,通络祛风,共为佐使。全方配合,共收潜阳育阴、息风缓急之功。

6. 痰热阻络

临床表现:睡卧不宁,拘挛瘛疭,肢体麻木,心悸易惊,烦躁胸闷,恶心欲呕,舌红苔黄厚腻,脉滑数。

证候解析:痰热阻滞,筋脉失养,故睡卧不宁,拘挛瘛疭,肢体麻木;痰热扰心,心神不宁,则心悸易惊,胸闷烦躁;痰热中阻,脾升胃降失调,故恶心欲呕;舌红、苔黄厚腻、脉滑数皆为痰热所致。

治疗原则:清热化痰,通络柔筋。

选方用药:黄连温胆汤(《六因条辨》)加减。

竹茹、枳实、半夏、陈皮、黄连、茯神、远志、地龙、鸡血藤、白芍、炙甘草、胆南星。

方药解析:本方以温胆汤清热涤痰,利胆和胃;加黄连以助清热之力;茯苓易茯神,加远志以宁心安神;地龙、鸡血藤活血通络;白芍、甘草酸甘化阴,缓急止痛;胆南星清热涤痰。全方共奏清热化痰、通络柔筋之效。

7. 肝经湿热

临床表现:夜寐不宁,拘挛瘛疭,两胁胀痛,烦躁易怒,口苦而干,纳呆恶心,小便短赤,舌红,苔黄腻,脉弦滑数。

证候解析:肝经湿热,扰动神魂,阻滞经络,筋脉失养,故夜寐不宁,拘挛瘛疭;热郁湿阻,肝气不舒,故两胁胀痛,烦躁易怒;湿热阻滞,升降失调,故口苦而干,纳呆恶心,小便短赤;舌红、苔黄腻、脉弦滑数是肝经湿热之征。

治疗原则:清热利湿,舒筋通络。

选方用药:龙胆泻肝汤(《兰室秘藏》)加减。

龙胆草、黄芩、炒栀子、泽泻、通草、车前子、生薏米、当归、生地黄、茯神、柴胡、甘草。

方药解析:本方以龙胆草清热燥湿,用为君药;黄芩、栀子苦寒清热泻火,燥湿渗利,为臣药;泽泻、通草、车前子、生薏米清热利湿缓急,当归、生地黄滋阴养血,以纠苦寒伤阴之偏,茯神养心安神,共为佐药;柴胡引经,甘草调和诸药,共为使药。全方共收清热利湿、舒筋通络之效。

（三）临证医案

肝经湿热病案

曹某,女,47 岁,1976 年 10 月 26 日初诊。

患者近 20 天来夜间经常左下肢抽筋,影响睡眠,诊为睡眠肌阵挛综合征,经外院治疗未见好转,遂来我院治疗。患者左下肢转筋抽搐反复发作,夜寐不安,心烦急躁,口苦而黏,但头汗出,手足心热,大便不爽,小便短赤,阴痒,带下黄黏而沾衣,舌红苔黄腻,脉弦数有力。诊为拘挛瘈疭,证属肝经湿热,治以清热利湿、舒筋通络之法,方选龙胆泻肝汤加减。处方:龙胆草 10 克,黄芩 10 克,炒山栀 10 克,柴胡 10 克,黄柏 10 克,木瓜 10 克,赤白芍^各15 克,乌贼骨 18 克,生茜草 12 克,生龙牡^{各先煎}30 克,夜交藤 15 克,地龙 10 克。5 剂,水煎服。

二诊:转筋减轻,心烦急躁消失,带下减少。遂以上方加当归、生地各 10克再进。患者服药 15 剂而愈。

六、梦　游

梦游又称睡行、梦行、夜游等,是指患者在睡眠中不自主地起床活动,不易被别人唤醒,醒后对自己睡中的行为一无所知,而其醒后的精神、行为并无异常的一种病证。

梦游的表现多样,轻重不一。轻者并不下床,仅不由自主地坐起,做些刻板的动作,然后卧床继续睡眠;一般患者起床在室内活动行走;严重者可见跑步、跳跃、穿衣、吃饭、扫地、担水、上街、骑车等各种活动,然后上床睡觉,或随处睡卧。梦游者一般睁眼或半睁眼,表情迷惘,动作笨拙,步态蹒跚,偶有自伤或伤人的情况发生。梦游持续时间多为数分钟,少数可继续半小时甚至 1 小时左右。

梦游多发生于 6～12 岁的儿童,发病率大约在 1%～6%,男性多于女性。少数患者可延续至成年时仍有发作。

随着对睡眠研究的不断深入,发现梦游多发生于 NREM 睡眠第三、四期 δ睡眠阶段。梦游发作前脑电图会出现高波幅的 δ 波,发作时脑电图呈现睡眠波与觉醒波的混合波型。梦游患者多数为"深睡"者,入眠后比一般人睡得深沉,不容易被唤醒。梦游的发病原因尚未完全清楚,一般认为与遗传因素、中枢神经系统的发育、成熟过程以及精神因素有一定的关系。目前西医对梦游的治疗尚缺乏有效的手段。

中医学对梦游的认识可以追溯到《黄帝内经》。《灵枢·淫邪发梦》指出:"厥气……客于膀胱,则梦游行"。"梦游行"是中医文献对梦游症的最早记述,被列为"十五不足"之一,主张补之。汉代《金匮要略·五脏风寒积聚病脉证并治》说:"心气虚者,其人则畏,合目欲眠,梦远行而精神离散,魂魄妄行。"明代《医学入门》说:"睡中或欲起行,错言妄语。"现代中医认为梦游与先天禀赋不足、七情郁结、劳倦过度、饮食不节等因素有关,病变主要涉及心、肝、肺三脏,为神、魂、魄的活动发生障碍。心为五脏六腑之大主,精神之所舍,心神活动障碍,则魂魄妄行。本病或由正虚,或缘邪实。正虚多为阴阳失调、营血不足、气阴两伤;邪实常见肝郁、痰浊、火热、瘀血诸端。治疗宜分清虚实,辨证施治。虚者补之,以调其阴阳、和其营血、益气养阴为法;实者泻之,分别施以疏肝、化痰、清热、祛瘀各法,邪祛而魂魄自安。

梦游对人的身心健康有一定的负面影响,除药物治疗以外,还应积极给予心理治疗。

(一) 梦游的病因病机

1. **禀赋不足** 梦游与先天禀赋不足有密切的关系。梦游的发病常具有家族性倾向,患者及其家庭成员还常兼有其他睡中异常发生。研究表明,同样是双胞胎儿童,同卵双生儿中一人患有梦游症,另一人梦游症的发生率比异卵双生儿高6倍。梦游多发生于6~12岁的儿童,这个年龄阶段人体脏腑精气神尚未发育充盛,魂魄也稚幼不聪,因此精神易散,而魂魄妄行,发生梦游。男子二八、女子二七之后,脏腑精气神充盛,天癸至,精窍通,魂魄聪明精灵,故梦游者大多数于15岁以后发作会逐渐减少乃至停止。先天禀赋不足,脏腑精气不充,神明失司,是梦游的基本病因。魂魄稚幼不聪,变幻游行,是梦游的病机所在。

2. **七情郁结** 梦游发病与七情郁结有一定的关系。一般认为儿童七情郁结较少,其实不然。小儿喜、怒、忧、思、悲、恐、惊七情俱全,且小儿脏腑稚嫩,气机易乱,更容易发病。尤其是现在多为独生子女,娇惯异常,脾气执拗,七情郁结在所难免。七情以怒、思、惊、恐为多见。怒则气逆,肝气不舒,气郁血滞,魂不守舍而游荡;或肝郁气滞,日久化火,火热内炽,灼伤肝血,灼耗心阴,熏蒸肺津,神、魂、魄失养,不宁于舍,而发生梦游。思虑过度,气结于脾,中焦升降失调,肝气不升,肺气不降,加之脾气郁结,运化失司,水谷精微聚而生痰,痰浊水湿阻滞,心神失聪不灵,魂魄不安,也可诱发梦游。惊则气乱,恐则气下,胆失决断之职,气机逆乱,迫及魂魄不能安藏于舍,因而妄行,发生梦游。据文献记载,一部分梦游的小儿,其发病确实与环境压力过大和情绪过于焦虑有关。例如家庭不和、父母离异、受家长虐待、社会歧视以及学习负担过重的小儿容易发生梦游。成人梦游与七情郁结的关系更为密切,受到严重精神创伤者可致梦游频繁发作。

3. 饮食劳倦 梦游与饮食不节、劳倦过度有一定的关系。胃主受纳,脾主运化,饮食不节,损伤脾胃,运化失职,水谷不能化生精气,聚为痰湿,痰阻气机,升降失常,心神被扰,魂魄不宁,则梦中游行;或痰浊蕴久化热,痰热熏蒸,神魂颠倒,可发生梦游之症;或过食肥甘厚味之品,或睡前进食过多,胃热气盛,热气循胃之大络上冲于心,熏冲心神,亦致梦游发病,此正"胃不和则卧不安"之意。劳倦过度,损伤人体,劳形伤气血,劳心则伤神,神伤则不聪,气血伤则魄乱魂迷,因而睡中梦游。临床常见劳作过度之后,梦游频繁发作的患者。

4. 外伤瘀血 少部分梦游患者的发病与外伤瘀血阻滞有关。外伤是产生瘀血的重要原因,瘀血停留,则新血不生,瘀血阻滞,经脉不畅,心窍闭阻,神魂失于滋养,或瘀血扰心,心神不宁,而发生梦游;瘀血不祛,新血不生,心血少而神疲,肝血亏而魂迷,神魂不安,则睡卧不宁,出现梦游。瘀血产生的原因绝非外伤一端,大凡寒凝、气滞、血热、出血、血虚、气虚等因素均可导致血瘀,进而影响神魂,而发生梦游。

(二)梦游的辨治

1. 气阴两虚

临床表现:梦游每于劳累或思虑过度后发作,夜寐多梦,平时精神恍惚,不易集中,悲伤欲哭,心悸易惊,不能自主,舌红少苔,脉细弱。

证候解析:气阴两虚,阴液不滋,气失摄纳,神魂失养而游迷,故发生梦游;劳作及思虑过度耗伤阴气,因此每于劳作思虑后发作;气阴不足,心失所养,神不守舍,因此精神恍惚,不易集中,悲伤欲哭,心悸多梦;心虚则胆怯,故易惊;舌红、苔少、脉细弱是气阴两虚之象。

治疗原则:益气养阴,宁心安神。

选方用药:甘麦大枣汤(《金匮要略》)加味。

淮小麦、炙甘草、大枣、酸枣仁、龙齿、夜交藤。

方药解析:本方以淮小麦、炙甘草为君,滋阴益气,养心宁神;大枣补益脾气,以资化源,酸枣仁养心安神,兼顾肝脏,共为臣药;龙齿、夜交藤为佐使,前者重镇宁心,后者养血安神。全方共奏益气养阴、宁心安神之效。

2. 心肺阴虚

临床表现:梦游常于过度劳累后发作,兼见神志恍惚,沉默少言,欲睡不能睡,欲行不能行,不欲饮食,心悸不寐,烦热焦躁,口苦,小便赤,舌红少苔,脉细数。

证候解析:心主神明,又主血脉,肺朝百脉,治节出焉。心肺阴虚,不耐劳作,故劳作后梦游发作;心肺阴虚,百脉受累,故症状百出,神志不宁,沉默少言,欲睡不睡,欲食不食,欲行不行;阴虚热扰,故见烦躁口苦,小便短赤;舌红少苔、脉细数为阴虚之象。

治疗原则：养心润肺，清热宁神。

选方用药：百合地黄汤(《金匮要略》)加味。

百合、生地黄汁、白芍、当归、知母、远志、生龙骨、炙甘草。

方药解析：方以百合、生地黄汁润肺宁心、养阴清热为君药；白芍、当归加强滋阴养血，知母辅助生地黄汁兼清虚热，为臣药；远志宁心安神，引肾水上济，生龙骨重镇以助宁心安神、潜镇肝阳，共为佐药；炙甘草甘缓调和诸药为使。全方配伍，共奏养心润肺、清热宁神的效果。

3. 心肾不交

临床表现：梦游，心悸易惊，健忘少眠，五心烦热，潮热盗汗，腰膝酸软，或有多梦遗精，眩晕耳鸣，口干夜甚，舌红少苔，脉细数。

证候解析：肾居下焦，肾水上济于心，则心火不炽；心居上焦，心火下交于肾，则肾水不寒；此为心肾相交，水火互济。肾阴不足则不能上济于心，心火过旺亦不能下交于肾，心肾不交则睡眠不安，神魂游荡发生梦游；肾阴不足故腰膝酸软，多梦遗精，眩晕耳鸣；心火不降，循经上炎，故见五心烦热，潮热盗汗，口干夜甚；心神不宁，故见悸动易惊，健忘少眠；舌红少苔、脉细数均为阴虚火旺之表现。

治疗原则：补肾清心，交通心肾。

选方用药：磁朱丸(《备急千金方》)、交泰丸(《韩氏医通》)合六味地黄丸(《小儿药证直诀》)加减。

磁石、黄连、生地黄、山萸肉、山药、牡丹皮、泽泻、朱茯神、肉桂。

方药解析：本方磁石入肾经，益阴潜阳、重镇安神，黄连入心，苦寒清心火之偏亢，生地养阴血、清心火，一举两得，三药相伍为君药；山萸肉、山药二味酸甘化阴，滋补肝肾，益肾水以固其本，共为臣药；又以牡丹皮清肝以助泻心火，泽泻淡渗泻肾降浊以助补益，朱砂清心镇惊，茯神宁心安神以安魂魄，相配为佐药；更以肉桂少许，引火归原，以为使药。诸药合用，达补肾清心、交通心肾之效。

4. 阴阳失调

临床表现：梦游，胸胁满闷，烦躁不安，惊悸不宁，失眠多梦，寒热往来，一身尽重，自汗盗汗，舌红，苔薄黄，脉弦数。

证候解析：本证阴阳不和，阴不敛阳，阳不入阴，心神浮越，魂魄妄行，故见梦游；心神浮越，故烦躁惊悸，失眠多梦；阴阳不和，故寒热往来，一身尽重，自汗盗汗，胸胁满闷不舒；舌红、苔黄、脉弦数为阴阳失调、寒热不调之状。

治疗原则：调和阴阳，镇惊安神。

选方用药：柴胡加龙骨牡蛎汤(《伤寒论》)加减。

柴胡、黄芩、法半夏、桂枝、大黄、龙骨、牡蛎、远志、朱砂。

方药解析：阴阳失调之证，治取和解之法。本方以小柴胡汤之柴胡、黄芩、半夏从少阳枢机入手调和阴阳之气，为君药；桂枝、大黄入太阳、阳明，宣表泻里，调和表里上下，用为臣药；更取龙骨镇心，牡蛎潜降，远志启肾水上济，朱砂降心火下交，调和上下阴阳为佐使。全方共奏调和阴阳、镇惊安神之效果。

5. 痰浊阻滞

临床表现：梦游，胸脘窒闷，眩晕恶心，食欲不振，肢重嗜卧，体丰多痰，舌胖大，苔腻，脉滑。

证候解析：痰浊多由脾失健运，湿邪凝聚，气机阻滞，蕴积而成。痰浊内扰，心窍不畅，神魂不宁，发生梦游；痰阻气机，胃失和降，故胸脘窒闷不舒；痰浊阻滞，清阳不升，运化失司，故眩晕恶心，食欲不振，肢重嗜卧；体丰、舌胖、苔腻、脉滑，均为痰湿阻滞之征。

治疗原则：健脾化痰，宁心安神。

选方用药：温胆汤（《三因极一病证方论》）加减。

半夏、竹茹、陈皮、枳实、茯神、菖蒲、郁金、生龙骨、磁石、炙甘草。

方药解析：本方以半夏燥湿化痰，降逆和胃，为君药；竹茹化痰和胃，清热除烦，用为臣药；陈皮理气燥湿、化痰和胃，枳实行气消痞、降逆化痰，茯神健脾化痰、兼以养心安神，菖蒲、郁金芳香开窍、理气化痰，龙骨、磁石重镇潜阳、安神宁心，共为佐药；炙甘草调和诸药为使药。全方健脾化痰、宁心安神。

6. 肝气郁结

临床表现：梦游每与情绪因素有关，精神抑郁，胸胁胀痛，善太息，心烦易怒，多疑易哭，妇人乳胀月经不调，舌淡红，苔薄，脉弦。

证候解析：肝脏藏血而舍魂，主疏泄，体阴用阳。若七情郁结，肝失条达，气郁不舒，阴血暗耗，魂失所养而不安于舍，因而每于情志不遂发生梦游；肝气不舒，精神不畅，故见精神抑郁，善太息，多疑易哭；肝经布胁肋及胸，故肝气横逆而胸胀胁痛，乳房胀痛；肝郁气滞血涩，故月经不调；弦脉系肝郁气滞之征。

治疗原则：疏肝解郁，安魂宁神。

选方用药：逍遥散（《太平惠民和剂局方》）加减。

柴胡、当归、白芍、香附、郁金、白术、茯苓、磁石、菖蒲、炙甘草。

方药解析：本方以柴胡疏肝解郁，行气散结，用为君药；当归、白芍养血柔肝，香附、郁金辅柴胡以增强行气疏肝之力，共为臣药；白术、茯苓健脾祛湿，使运化有权，气血有源，磁石镇肝逆而安神，菖蒲通心窍化痰浊以行气，共为佐药；炙甘草调和诸药，为使药。诸药合用，收疏肝解郁、安魂宁神之功。

7. 肝火扰心

临床表现：梦游在情志不畅时频发，头晕头痛，耳鸣目赤，面红口苦，急躁易怒,胸胁疼痛,大便秘结,小便短赤,舌质红,舌苔黄,脉弦数。

证候解析:五志郁结化火,肝胆火热内炽,阴血被耗,热扰神魂则不安,阴血亏而神魂失养,故发生梦游;肝胆火热上炎于头面,故头晕头痛,耳鸣目赤,面红口苦;肝胆火郁不发,故急躁易怒;火热横逆经络,故胸胁疼痛;热盛灼津,则便干溺赤;舌红、苔黄、脉弦数均为肝经郁火之象。

治疗原则:清肝泻火,镇逆安神。

选方用药:龙胆泻肝汤(《兰室秘藏》)加减。

龙胆草、黄芩、栀子、泽泻、通草、胆南星、生地黄、龙骨、牡蛎、柴胡、生甘草。

方药解析:本方选用大苦大寒的龙胆草泻肝经实火,清下焦湿热,用为君药;黄芩、栀子配合龙胆草苦寒泻火清热,为臣药;泽泻、通草清热利湿,胆南星清热化痰宁神,生地清心热以养阴血,龙骨、牡蛎镇潜安神敛魂,共为佐药;柴胡散郁结,引诸药入肝胆经,生甘草清热泻火,调和诸药,共为使药。全方相配,具有清肝泻火,镇逆安神之力。

8. 心火亢盛

临床表现:梦游,心烦失眠,躁动不安,甚则狂躁谵语,口渴引饮,面赤舌疮,大便干,小便黄,舌红苔黄,脉数。

证候解析:心火偏亢,则阴血不足,火热迫灼,神失滋养,不安于舍,游荡于外,发生梦游;火热内迫,扰乱心神,故心烦、失眠、躁动,甚则狂躁谵语;心之华在面,开窍于舌,火热循经上炎,故面赤舌疮;火伤阴液,故大便干,小便黄,口渴而引水自救;舌红、苔黄、脉数均为火热之兆。

治疗原则:清热泻火,镇心安神。

选方用药:朱砂安神丸(《内外伤辨惑论》)加减。

朱砂、黄连、磁石、生地黄、当归、生甘草。

方药解析:本方以朱砂重镇安神,寒以折热,用为君药;更配以黄连苦寒直清心火,磁石重降以安心神,共为臣药;火热必伤阴血,故以当归养血,生地滋阴,为佐药;生甘草清热泻火,调和诸药,为使药。全方配伍得当,清热泻火,火撤心静则神魂自宁。

9. 瘀血阻滞

临床表现:梦游,睡卧不宁,胸闷而沉重刺痛,口渴欲漱水而不欲咽,舌质暗或有瘀点瘀斑,脉细涩。

证候解析:瘀血不去,新血不生,血少瘀停,心神失养,故梦游,睡卧不宁;瘀血停滞,经脉不畅,气机阻滞,故胸闷沉重,不通则痛;瘀血阻滞,津不上承,故口干渴,但欲漱水不欲咽;舌质暗、瘀点瘀斑、脉细涩,均是瘀血之象。

治疗原则:活血行气,宁心安神。

选方用药：血府逐瘀汤(《医林改错》)加减。

桃仁、红花、当归、生地黄、川芎、赤芍、牛膝、桔梗、柴胡、枳壳、夜交藤、甘草。

方药解析：本方为王清任治疗"血府"瘀血之名方。方中以桃红四物汤活血化瘀，兼养新血；四逆散行气和血主以疏肝；桔梗开肺气，载药上行，合枳壳升降上焦之气而宽胸舒膈；牛膝引血下行，通利血脉；夜交藤养血安神。诸药配伍，共奏活血行气、宁心安神之功。

10. 肝肾阴虚

临床表现：梦游，夜寐多梦，口燥咽干，头晕健忘，耳鸣腰酸，舌红少苔，脉沉细数。

证候解析：肝肾阴虚，失其濡养，神魂失养，故魂不守舍而见梦游、多梦；阴虚津不上承，故口燥咽干；肝肾不足，髓海空虚，故头晕，耳鸣，健忘；肝肾阴虚，筋骨失养，故腰酸膝软；舌红少苔、脉沉细数是肝肾阴虚之象。

治疗原则：滋补肝肾，安神宁魂。

选方用药：杞菊地黄丸(《医级》)加减。

熟地黄、山茱萸、山药、丹皮、泽泻、茯神、枸杞子、菊花、珍珠母、磁石。

方药解析：本方以六味地黄滋补肾阴，养肝柔肝；加枸杞子补肝之阴血；菊花稍清虚热；以珍珠母、磁石镇肝安神宁魂。全方合用，共奏滋补肝肾、安神宁魂之功。

（三）临证医案

肝肾阴虚、痰浊阻滞病案

李某，男，9岁，2006年8月19日初诊。

患者1年来时有夜间起床游走，当地某西医院诊为多动症，治疗枉效。患儿夜间起床游走，容易受惊，白天多动作，急躁易怒，饮食尚可，大便干，小便黄，舌质淡红，舌苔白腻，脉沉细小数。诊为梦游，辨证为肝肾阴虚、痰浊阻滞、心神不宁，治法滋补肝肾、健脾化痰、宁心安神。方用杞菊地黄丸合温胆汤加减。处方：枸杞子10克，菊花10克，生地12克，山萸肉6克，山药15克，茯苓6克，泽泻6克，太子参10克，法半夏3克，陈皮6克，胆南星3克，炒枣仁10克，柏子仁6克，甘草3克。7剂，水煎服。

二诊：已无夜间游走，诸症减，纳寐尚可，二便正常，舌质淡红，苔白，脉沉细小数。病症已减，前药已效，改用中成药巩固疗效，每服加味逍遥丸2克、杞菊地黄丸2克，每日2次。连用2个月，随访1年未见复发。

三诊：2008年10月15日，因气候变化，饮水少，多食，病证复发，1周内夜间游走2次，纳可，大便干，小便正常，舌质淡红，舌苔微腻，脉沉细小数。辨证为肝肾阴虚、食滞肠胃、心神不宁,治以滋补肝肾、健脾消积、宁心安神,方用杞菊地黄丸加减。处方:太子参 10 克,枸杞子 10 克,菊花 6 克,生地 10 克,山茱萸 10 克,山药 15 克,茯苓 5 克,胆南星 3 克,炒枣仁 10 克,莱菔子 5 克,火麻仁 3 克,甘草 3 克。7 剂,水煎服。

四诊:梦游未再发作,睡眠安宁,大便通畅,小便正常,舌质淡红,舌苔薄白,脉沉细。继用中成药巩固疗效,每服加味逍遥丸 2 克、杞菊地黄丸 2 克,每日 2 次,以善其后。随访 6 个月,未见复发。

七、梦 魇

梦魇,又称为魇、卒魇、鬼魇、魇寐等,是指患者在睡眠中因噩梦而出现胸部不适,如被重物所压,欲醒不能醒,欲动不能动,欲呼不能出声的一种病证。

梦魇一词即是在梦中被鬼按压住的意思。梦境常恐怖可怕,或被恶魔所捉,或被怪兽追逐,或被车撞,或坠悬崖,或受迫害,或受侮辱等,患者发作时可被惊醒,或易被叫醒,醒后意识清楚,对噩梦记忆清晰,精神不易平静,很难再次入睡。

约有半数的梦魇患者从 10 岁以前即开始发作,约三分之一始发于 20 岁以后。幼年发病者可随年龄的增长而发作逐渐减少乃至停止,成年发病者则常持续多年。调查显示,本病在中学生中的发生率约为 9.5%。

梦魇在现代睡眠学中称为梦中焦虑发作。梦中焦虑发作发生在 REM 睡眠期,通常在后半夜。在 REM 睡眠期,人体肌肉张力高度松弛,因此不会发生较大的肢体活动,常常出现想动不能动,想跑不能跑。但由于梦境恐怖可怕,会使患者焦虑紧张,汗出,心率增快。梦魇的发生多与精神创伤或长时间心理压抑有关。其治疗以心理治疗为主,也可配合服用某些精神药物。

中医药学对梦魇的认识始于汉代。《神农本草经》有犀角、羚羊角等药物治疗"魇寐"的记载。对于梦魇的病因,《肘后备急方》认为是魂魄外游;《备急千金要方》提出为心气虚、心实热以及虚损所致;《普济本事方》指为"肝经因虚,邪气袭之";《普济方》强调七情致病;《证治准绳》认为系神虚气浊而发病;《杂病源流犀烛·不寐多梦源流》说:"梦而魇则更甚者,或由心实,则梦惊扰忧奇怪之事而魇,宜静神丹;或由心虚,则梦恍惚幽昧之事而魇,宜清心补血汤;甚有精神衰弱,当其睡卧,魂魄外游,竟为鬼邪侵迫而魇者,此名鬼魇,宜雄朱散。"其病因病机证治叙述清晰可法。综合各家之说,参以临床实际,梦魇之因不外两端:一为精神衰弱,系脏腑虚损所致,虚为病之本;一为病邪所袭,缘痰热血瘀,实为病之标。正如《黄帝内经》所说:"邪之所凑,其气必虚。"治疗重在扶助正气,以摄神魂,涉及心肝肺脾诸脏;而痰热血瘀等病邪侵袭留滞者,亦当镇摄神魂,兼化痰、清热、泻火、祛瘀为法,标本兼顾。

梦魇对人的身心健康有不可忽视的影响,经常梦魇会造成精神恍惚、惊惕不安,个别患者甚至会出现神志失常,应当积极治疗。

(一)梦魇的病因病机

1. **精神衰弱** 脏腑虚损,精神衰弱,是梦魇发生的根本原因。五脏藏精气阴血,以滋养神魂魄意志。五脏强壮,精气阴血充盛,则五神安逸,各守其乡。若五脏虚损,精气阴血匮乏,则神不守舍,魂魄游荡,意志消沉。心为君主之官,神明出焉,为五脏六腑之大主,故梦魇的发生与心脏的关系最为密切。《素问·八正神明论》说:"血气者,人之神,不可不谨养。"心神的正常活动,有赖于气血的滋养,故心脏气血不足,心神失养,神动于心,五脏之神皆应之,魂魄不安,可发生梦魇。正如《证治准绳·惊悸恐》所说:"盖人之所主者心,心之所养者血,心血一虚,神气失守"。若心阴不足,则阴虚而火旺,虚火煎迫,神魂不宁,因而夜寐不安,可发生梦魇。心之气血阴液,依赖后天脾胃运化水谷精气的不断补充和滋养。食气入胃,浊气归心,淫精于脉。脾气健运,水谷得化而心有所养。若脾气虚馁,运化失常,中气不继,心脏气血无源,则心虚血少,神气不清。因此,梦魇和脾脏有着不可忽视的关系,脾脏气虚,影响及心,可以发生梦魇。心肺同居上焦,肺为相傅之官,主治节,藏魄。梦魇者,欲醒不能醒,欲动不能动,欲呼不出声,这些人体本能活动的失常、不能自主,显然与魄的失守有关,因此梦魇与肺有较密切的关系。肺为阴中之太阴,肺阴不足,神魄不定,可发生梦魇。胆为中正之官,决断出焉,凡十一脏取决于胆。梦魇者,惊悸恐怖,惕惕不安,属胆气虚怯所致。总之,脏腑虚损,精神衰弱,是梦魇致病之本。

产生脏腑虚损的原因是多方面的。首先是先天禀赋不足,脏腑未壮。梦魇多发生于小儿,3~7岁最易发生,半数患者发于10岁之前,是小儿脏腑稚嫩未充、精神不旺所致。其次是劳倦思虑所伤,脏腑正气被损。思虑劳倦,损伤心血脾气,心脾两伤,气血不充,可致梦魇。又有五志过度,阴火内炽,耗伤阴血,损及脏腑;或惊恐焦虑,损伤胆、肾,脏气不足,精神不安,均致梦魇发生。

2. **痰热瘀血** 梦魇以脏腑虚损为本,常见痰热血瘀为标。痰热血瘀,乘虚而入,侵袭脏腑,扰动心神,魂魄不安,以致梦魇发生。痰生于脾胃不健及饮食所伤。脾胃虚弱,运化失司,水谷精微不化,聚湿生痰;或饮食不节,过食肥甘煎炸之物,损伤脾胃,积热生痰。痰之为病,无处不到,随气升降,故怪病多由痰而生。痰浊上窜,扰动心神,魂魄不安,可以发生梦魇。现代研究发现,梦魇的发生与饮食、药物、发热等有密切关系。从中医理论来看,饮食过饱,肥甘厚味生痰化热,精神抑制性药物有呆神致痰的副作用,发热可致热灼津伤,聚而生痰。火热是致病的重要因素,而痰与热往往相兼致病,痰热互结,胶固黏滞,病不易除。热邪除饮食、发热、痰浊蕴化而生以外,还常见五志化热生火致病之因。肝主疏泄而恶抑郁,若恼怒焦虑,气机不畅,肝失条达,郁而生热生火,火热内迫,扰动神明,魂魄不安,火热灼阴灼津,炼而生痰,痰热熏蒙,清窍闭阻,神魂不宁,均可发为梦魇。近年来研究确认,在梦魇的形成和慢性化中常可发现心理因素的作用,这更印证了中医"肝郁气滞,五志化火致病"理论的科学性。精神创伤后应激障碍时常有梦魇发作,而精神分裂、分裂样人格障碍及边缘性人格障碍等精神病理情况也常见梦魇发生。瘀血致梦魇,近年来中医文献常见报道。跌仆损伤,气血凝滞,经络不畅,或气滞不行,血运迟滞,或气虚无力,血运滞涩,或出血过多,血虚脉亏,或寒凝血结,或热迫血溢,均可产生瘀血。瘀血阻络,经脉不行,心失所养,或瘀血内攻,扰动心神,均可出现梦魇。身体某一部位受压,气血运行不畅,也可引发梦魇。

(二)梦魇的辨治

1. 气血两虚

临床表现:梦魇时作,面色苍白,头晕目眩,心悸易惊,失眠多梦,少气懒言,神疲自汗,舌淡苔白,脉细弱。

证候解析:气主煦之,血主濡之。心脏气血不足,则心神失于温养,神不守舍,游荡于外,发生梦魇;气血不荣,故面色苍白,头晕目眩;气血不足,心失所养,神不守舍,故见心悸易惊,失眠多梦;心气不足,故少气懒言;心主汗,故自汗出,神失养而疲惫;舌淡、脉细弱为气血不足之征。

治疗原则:益气养血,定心安神。

选方用药:大定心汤(《备急千金要方》)加减。

党参、白术、茯神、当归、白芍、远志、桂心、赤石脂、龙骨、甘草。

方药解析:本方以四君子汤为主益心气,气旺则血生,茯神易茯苓兼以安神宁心;当归、白芍补养心血,以配心气,共为臣药;远志宁心神,启肾水上济,桂心温阳气,引心火下交,赤石脂养心气收敛心神,龙骨镇心平肝安魂宁神,共为佐药;甘草调和诸药为使。全方以补益心气为主,使气血得生,心定神安。

2. 心阴不足

临床表现:梦魇时作,心悸惊惕,夜寐多梦,健忘盗汗,五心烦热,口燥咽干,大便干结,舌红少苔,脉细数。

证候解析:心阴亏虚,心神失养,或阴不制阳,虚热内扰,心神失守,发为梦魇;心神不安故心悸惊惕,夜寐多梦;心失所养,故健忘;阴不制阳,故五心烦热而盗汗出;阴液不足,故口燥咽干,大便干结;阴虚内热,故见舌红少苔,脉细数。

治疗原则：滋阴养血，宁心安神。

选方用药：天王补心丹(《摄生秘剖》)加减。

生地、玄参、麦冬、天冬、丹参、当归、党参、茯神、远志、酸枣仁、牡蛎、磁石、朱砂。

方药解析：本方以生地重剂滋阴养血清热，为君药；玄参、麦冬、天冬助生地滋阴清热，丹参、当归辅生地以养血宁心，共为臣药；党参益气以助生血，茯神、远志、酸枣仁养心安神，牡蛎、磁石、朱砂镇心安神，共为佐使。全方以养阴清热为主，养血、宁心相助，使阴虚得复，心神自定。

3. 心肺阴虚

临床表现：时作梦魇，精神恍惚，心悸多梦，心烦易躁，善太息，喜悲伤，不耐寒热，口苦咽干，小便赤，舌尖红苔白，脉细数。

证候解析：心肺阴虚，液少神躁，神魄失守，发为梦魇；心肺阴虚，百脉受累，神魄不定，故症状百出，精神恍惚，心悸多梦，时躁烦，善太息，喜悲伤，如有神灵作祟；阴伤液少，故口苦咽干，小便赤；肺合皮毛，肺阴不足，卫外不固，故不耐寒热；舌尖红、脉细数为阴虚内热之征。

治疗原则：养心润肺，安神定魄。

选方用药：百合地黄汤(《金匮要略》)合甘麦大枣汤(《金匮要略》)加减。

百合、生地、淮小麦、大枣、炙甘草、茯神、远志、郁金、龙骨、牡蛎。

方药解析：本方以润肺养阴、清热宁心之百合地黄汤与益气养阴、宁心安神之甘麦大枣汤相伍，配以茯神、远志养心安神，郁金理气开窍，龙骨、牡蛎镇心安神定魄。全方共奏养心润肺、安神定魄之效。

4. 心脾两虚

临床表现：梦魇，心悸怔忡，失眠健忘，食少倦怠，腹胀便溏，面色萎黄，头晕目眩，妇人月经不调，舌淡齿痕苔白，脉细无力。

证候解析：思虑劳倦，久病失养，损伤心脾，气血不足，心神失养，发为梦魇；心血不足，见失眠健忘，心悸怔忡；脾气虚弱，则食少倦怠，腹胀便溏；气血不荣于头面，故面色萎黄，头晕目花；气血不充，故月经不调；舌淡、齿痕、脉细无力是气血两虚之象。

治疗原则：补益心脾，宁心安神。

选方用药：归脾汤(《济生方》)加减。

龙眼肉、酸枣仁、当归、黄芪、党参、白术、茯神、远志、龙齿、合欢皮、木香、炙甘草。

方药解析：本方以龙眼肉、酸枣仁、当归补心血，黄芪、党参、白术、茯神补脾气，以补血益气，调和心脾；更以远志安心神，启肾水上济；龙齿、合欢皮镇心、安神;木香理气醒脾,以疏补益之壅滞;炙甘草调和诸药。全方重在补心血,养脾气,心脾气血充盛,其病自愈。

5. 心胆气虚

临床表现:梦魇,梦寐不宁,惊惕怔忡,易恐惧,如人将捕之,气短自汗,胸闷,舌淡苔白,脉细无力。

证候解析:心胆气虚,决断失主,神明不安,魂魄外游,发生梦魇;心虚胆怯,故见惊惕怔忡,时恐惧,心悸如人将捕之;气虚故见舌淡、脉细无力。

治疗原则:益气温胆,镇惊安神。

选方用药:甘麦大枣汤(《金匮要略》)合温胆汤(《三因极一病证方论》)加减。

炙甘草、淮小麦、大枣、竹茹、枳实、半夏、陈皮、茯神、远志、龙齿、夜交藤。

方药解析:本方以甘麦大枣汤补心气养心阴;合温胆汤化痰温胆宁神;远志安神养心,龙齿镇心平肝,夜交藤养心安神,共为佐使。全方共奏益气温胆、镇惊安神之功。

6. 阴虚阳亢

临床表现:梦魇,神志不宁,时而惊悸,夜寐多梦,头晕目眩,耳鸣如蝉,烦躁易怒,咽干口燥,面赤烘热,舌暗红苔薄黄,脉细弦。

证候解析:阴血不足,心肝之阳上亢,心神肝魂被扰,神魂飞荡,发生梦魇;神魂不宁,故神志不安,时而惊悸,夜寐多梦;心肝阳亢,故头晕目眩,耳鸣如蝉,烦躁易怒,面赤烘热;阴血不足,故咽干口燥;舌暗红、苔黄、脉细弦是阴虚阳亢之象。

治疗原则:滋阴养血,镇肝宁心。

选方用药:珍珠母丸(《普济本事方》)加减。

珍珠母、龙齿、熟地、当归、党参、酸枣仁、柏子仁、茯神、黄连、沉香。

方药解析:本方以珍珠母、龙齿入心肝两经,平肝潜阳,镇心安神,宁魂定魄,用为君药;用熟地、当归滋阴养血,党参健脾益气以生阴血之源,共为臣药;酸枣仁、柏子仁、茯神三味养肝益心,安神定志,黄连清心经之客火,沉香质重下行,引上亢之阳下潜阴中,共为佐使。全方重在滋阴养血,阴血充盛,阳气潜降,则神安而魂魄静宁,梦魇自除。

7. 痰热扰心

临床表现:梦魇,胸闷脘痞,呕恶痰涎,性情急躁,癫狂错语,惊悸不安,头痛眩晕,大便秘结,舌红苔黄厚腻,脉滑数有力。

证候解析:实热老痰,积久不除,扰动心神,则发为梦魇鬼神,癫狂错语,惊悸不安,性情急躁;痰热内结,故胸脘痞闷,呕恶痰涎;风火挟痰,上炎头面,故头痛眩晕;热伤津液,故大便秘结;舌红、苔黄厚腻、脉滑数有力是痰热内结之征。

治疗原则:泻热逐痰,宁心安神。

选方用药:礞石滚痰丸(《丹溪心法》引王隐君方)加减。

礞石(硝煅)、酒大黄、黄芩、沉香。

方药解析:方以硝煅礞石燥悍重坠之品攻逐痰积恶物,用为君药;配以大黄苦寒,荡涤实热,开痰火下行之通路,用为臣药;佐以黄芩清热泻火,沉香降逆下气。四药合用,共收泻热逐痰、宁心安神之功效。然非形实体壮者,切勿轻投。

8. 瘀血阻滞

临床表现:梦魇,头部疼痛,胸痛窒闷,心悸健忘,面色黧黑,口渴不欲饮,肌肤甲错,舌暗有瘀斑瘀点,脉细涩。

证候解析:瘀血阻滞,气血不行,心失濡养,肝少滋荣,神魂不安,发为梦魇;瘀血阻滞,不通而痛,故头痛,胸痛窒闷;血不养心,心神失聪,故心悸健忘;血不濡养于头面和肌肤,可见面色黧黑,肌肤甲错;瘀血阻络,津不上承,故口渴不欲饮;舌暗、瘀点瘀斑、脉细涩均是瘀血之征。

治疗原则:活血化瘀,宁心安神。

选方用药:血府逐瘀汤(《医林改错》)加减。

桃仁、红花、当归、生地黄、川芎、赤芍、柴胡、枳壳、牛膝、生龙骨、磁石。

方药解析:本方以桃红四物汤活血化瘀,养血生新;柴胡、枳壳理气疏肝,以助行血,所谓气行则血行;配牛膝引血下行,使血脉通利;加龙骨、磁石镇肝宁心,以安魂魄。全方共奏活血化瘀、宁心安神之效。

(三)临证医案

1. 气血两虚病案

刘某,女,35岁,1979年6月2日初诊。

患者1周前因小产而失血过多,遂见心悸气短,失眠多梦,惊惕不安,一周内五次发生噩梦纷纭,胸闷气塞,欲起不能动,欲呼无声,恐怖异常,醒后不能再睡;今来诊治。患者面色苍白,头晕目花,气短声怯,精神疲惫,舌淡齿痕苔白,脉细弱。诊为梦魇,属气血两虚之证,治以益气养血、定心安神,方选大定心汤加减。处方:党参12克,白术10克,茯神15克,当归12克,川芎10克,白芍10克,生龙牡^各30克,黄芪20克,炒枣仁15克,合欢皮10克,甘草6克。5剂,水煎服。

二诊:患者药后梦魇仅发1次,程度亦轻,恐惧大减,醒后可寐。既见小效,续用上法,加枸杞子10克,再进。患者服药20剂告愈,随访2个月,未见复发。

2. 痰热扰心病案

王某,男,38 岁,1976 年 6 月 21 日初诊。

患者于 1 年前因精神刺激致生癫狂,曾在精神病院治疗 3 个月好转出院。近 1 周来因工作问题精神不畅,时烦躁,时呆滞不语,夜寐交睫则魇,惊悸恐惧,不能安睡,家属送来诊治。患者表情呆滞,面红气促,口苦溲赤,大便 3 日未行,舌红绛,苔黄厚腻,脉滑实而数。诊为梦魇,证属痰热扰心,治以泻热逐痰、宁心安神。以中成药礞石滚痰丸每服 15 克,每日 2 次,温水送下,连服 3 日。

二诊:患者药后便下恶臭黏浊之物量多,神识稍清,仍见面赤,苔黄厚,脉沉实。嘱再进原药 4 日。

三诊:患者神清语利,夜寐安和,未见梦魇发作,面色稍红,口苦,二便调,舌微红,苔黄,脉弦滑。改以黄连温胆汤调理善后。随访 5 个月,未见复发。

八、梦 惊

梦惊又称为睡惊、夜惊、梦惕、梦寐惊悸等,是指在睡眠中噩梦荒诞,梦中惊惕不安,尖声惊叫,声音怪异恐怖,醒后对发作情况记忆不清的一种病证。

梦惊发病常见突然坐起,尖声惊叫,声音怪异恐怖,呼吸急促,面色苍白,大汗淋漓,患者很难被唤醒,醒后对睡中发作情况完全不知,或稍有恐怖的印象而无具体梦境,一般发作数分钟,缓解后可以继续入睡。

梦惊多发生于 4~12 岁儿童,7 岁以前更为多见,14 岁以后发作逐渐减少而停止。梦惊发生于成年人时,多见 20~30 岁之间。根据国内调查,12~18 岁的中学生中梦惊的发生率为 9.5%。

现代研究发现,梦惊发生于前半夜刚入睡后的 1~2 小时,即 NREM 睡眠的第三、四期(δ 睡眠期),发作时患者躯体动作和自主神经反射明显增强。梦惊的发生与遗传因素有非常明显的相关性,约 50% 的梦惊患者有家族史。儿童期的梦惊与生长发育因素有关;成人梦惊则与精神系统疾病有关,常见焦虑症、抑郁症、精神创伤后应激障碍和被压抑的攻击倾向等。儿童梦惊一般可给予心理安慰,严重者可少量服用地西泮治疗;成人梦惊治疗应使用精神类药物。

中医学对梦惊的认识始于《黄帝内经》。《素问·至真要大论》有"诸病……惊骇,皆属于火"之论,其他篇章也有肝痹、肝痈、水病等病可见"夜卧则惊"的记述;《中藏经》认为"虚则多惊悸,惕惕然无眠";《诸病源候论》认为"心气不足"为因;《太平圣惠方》责之于心胆两虚,"心虚则多惊,胆虚则多恐";《济生方》认为"皆心虚胆怯之候";《湿热病篇》则有"湿热证……惟目瞑则惊

70

悸梦惕,余邪内留,胆气未舒"的说法。总之,梦惊的临床证候有虚实两端,虚多实少。虚者多责之于心脏和胆腑,以心脏气、血、阴之不足及胆气虚怯为主,其治疗用补益之法;实者责之于痰热、食积、瘀血为患,治疗用祛邪安神之法。无论虚实,养心安神和镇潜安神之品均可随证选用。

(一)梦惊的病因病机

1. **心虚胆怯** 心虚胆怯,神魂不安,是梦惊致病的主要原因。心为君主之官,主血脉,出神明,统五脏。心脏虚损,神明失主,神不守舍,发生梦惊。心脏虚损常见气虚、血虚、阴虚交互而致。患者多因先天禀赋不足,脏气发育未充,或饮食劳倦内伤,脏腑虚损,或年高体弱,脏气虚耗衰竭,以致心气不足,气虚而不能温煦,推动血脉运行无力,心神失养,则发生梦惊。由于先天所受匮乏,机体发育未实,或血之化源不足,亡失过多,或七情郁结,营血暗耗,以致心血虚少,血虚则心神失于濡润滋养,可发生梦惊。若先天阴液不足,心阴未充,或思虑过度,阴津耗伤,或久病失养,年高体弱,营阴虚少,不能滋润濡养,虚火内扰,心神不安,则发生梦惊。胆为清静之腑,主决断,升清阳,若七情郁结,惊恐所伤,清阳不升,胆气虚怯,或先天禀赋不足,生长发育未盛,胆气不实,胆虚神怯,神魂不宁,亦发生梦惊。

2. **痰滞瘀血** 痰滞瘀血也是梦惊致病的重要原因。痰热、食滞、瘀血内停,阻滞气机,扰乱心神,神魂不安,发生梦惊。三者之中,尤以痰热为多见。过食肥甘厚味,中焦积热生痰;或外感之邪入里化热,灼津成痰;或七情郁滞,日久化火,炼液生痰,痰热互结,阻滞经络,扰动心神,神魂不安,以致梦惊。饮食不节,损伤脾胃,或脾胃不足,运化失职,遂致饮食积滞。食积于胃,则胃失和降,大络不畅,扰动心神;食滞于肠,则肠积化热,积热内扰,心神不安,均会发生梦惊,尤其小儿由积滞致病者为多见。外伤跌仆,损伤血络,或久病入络,血行不畅,或七情郁结,气滞血瘀,瘀血阻滞经络,扰动心神,致使梦惊。

(二)梦惊的辨治

1. **心血不足**

临床表现:睡卧不宁,时作梦惊,乱梦纷纭,面色苍白,头晕目眩,心悸怔忡,手足麻木,舌质淡,脉沉细。

证候解析:心血不足,血不荣心,神魂不安,故睡卧不宁,时作梦惊,乱梦纷纭,心悸怔忡;血不荣于头面,故面色苍白,头晕目眩;血虚不行,筋脉失养,故手足麻木;舌淡、脉沉细为营血不足之象。

治疗原则:补营养血,宁心安神。

选方用药:四物汤(《太平惠民和剂局方》)加味。

熟地黄、当归、白芍、川芎、炒枣仁、柏子仁、茯神、夜交藤、生姜、大枣、龙骨、牡蛎、炙甘草。

方药解析：本方以熟地黄、当归、白芍、川芎四物汤为主，养血益营；炒枣仁、柏子仁、茯神、夜交藤养血宁心安神；生姜、大枣调和营卫，以资化源；龙骨、牡蛎镇心安神；炙甘草调和诸药。全方诸药共达补养营血、宁心安神之效。

2. 心气不足

临床表现：夜寐不安，寐而易惊，心悸气短，神疲乏力，语声低微，自汗畏风，面色苍白，舌质淡，脉细弱。

证候解析：心气不足，血行无力，气不温煦，血少滋养，心神不宁，故夜寐不安，寐而易惊，心悸时作；气短声微、神疲乏力、自汗畏风均为气虚所致；气血不荣于头面则面色苍白，不充于舌脉则舌淡、脉细弱。

治疗原则：补益心气，宁心安神。

选方用药：妙香散（《苏沈良方》）加减。

炙黄芪、党参、山药、茯苓、茯神、远志、珍珠母、琥珀、桔梗、木香、甘草。

方药解析：本方以炙黄芪、党参补益心气，健脾以资化源，为君药；山药、茯苓健脾益气，运中气以养心，为臣药；茯神、远志养心安神，珍珠母、琥珀镇肝宁心，桔梗载药上行，木香理气行脾以防壅滞，共为佐药；甘草调和诸药，为使药。全方共收补益心气、宁心安神之功。

3. 气血两虚

临床表现：梦惊频发，夜寐不宁，面色苍白，头晕健忘，视物模糊，心悸怔忡，少气懒言，神疲乏力，时自汗出，舌淡，苔白，脉细弱。

证候解析：气血俱虚，心神失养，神不守舍，发为梦惊；气血不能上荣于头面，故面色苍白，头晕健忘，视物模糊；血不养心，则心悸怔忡；少气懒言、神疲乏力、自汗出为气虚之象；舌淡、脉细弱均为气血不足所致。

治疗原则：补益气血，定心安神。

选方用药：大定心汤（《备急千金要方》）加减。

党参、白术、茯苓、桂心、当归、白芍、炒枣仁、远志、龙齿、琥珀、甘草。

方药解析：本方以四君子汤为主，益气补心，气充而血旺；桂心温通心阳，引火下归，鼓舞气血之生；当归、白芍、炒枣仁、远志，补血宁心，血生而涵气；龙齿、琥珀镇心安神定惊。全方共奏补益气血、定心安神之效。

4. 气阴两虚

临床表现：夜寐不安，多梦睡惊，心悸气短，神疲乏力，五心烦热，口燥咽干，颧红盗汗，舌红少苔，脉沉细结代。

证候解析：气不温煦，阴失润养，心神不安，故夜寐不安，多梦睡惊频频；气虚失养，则心悸气短，神疲乏力；阴虚不能滋润，则口燥咽干；阴虚火旺，虚热内生,故五心烦热,颧赤盗汗;舌红、少苔、脉沉细结代皆气阴两虚之象。

治疗原则:益气养阴,宁心安神。

选方用药:炙甘草汤(《伤寒论》)加减。

炙甘草、党参、生地、阿胶、麦冬、胡麻仁、茯神、炒枣仁、生龙齿、生牡蛎、大枣、生姜。

方药解析:本方以炙甘草、党参、大枣、生姜益气补心健脾,生姜兼以通阳;生地、阿胶、麦冬、胡麻仁甘润滋液以养心阴;茯神、炒枣仁养心安神;龙齿、牡蛎潜阳安神宁心。全方合用,共奏益气养阴、宁心安神之效。

5. 心肾不交

临床表现:夜寐不宁,频发梦惊,心悸烦躁,头晕目眩,耳鸣咽干,潮热盗汗,腰酸腿软,健忘遗精,舌红少苔,脉细数。

证候解析:心为火,肾为水,心肾相交,水火既济;若心肾不相交通,则夜寐不宁,发为梦惊;肾水不足,不能上济,则头晕目眩,耳鸣;腰酸腿软,健忘遗精,是肾虚之症;心火过亢,不能下交于肾,故心悸烦躁,咽干,潮热盗汗;舌红、少苔、脉细数均为心火亢、肾水亏之象。

治疗原则:泻南补北,交通心肾。

选方用药:黄连阿胶汤(《伤寒论》)合交泰丸(《韩氏医通》)加减。

黄连、阿胶、黄芩、白芍、鸡子黄、生地、龟板、远志、龙骨、肉桂。

方药解析:本方以黄连、阿胶为君,黄连清心,泻南方之亢火,阿胶补肾填精,滋北方之虚水;黄芩助黄连清热泻火,白芍、鸡子黄配阿胶养血滋阴,共为臣药;生地黄清热养血益阴,龟板滋阴潜阳,远志养心,启肾水上济,肉桂益肾,引心火下归,龙骨镇心安神,共为佐使。全方共奏泻火补水、交通心肾之效。

6. 心胆气虚

临床表现:夜寐惊醒,心悸怔忡,恐惧不能独睡,如人将捕之,胸闷气短,自汗出,舌质淡,苔薄白,脉弦细无力。

证候解析:心主神明,胆司决断,心胆气虚,神魂不宁,故夜寐惊醒,心悸怔忡,恐惧不安,如人将捕之;气虚不固,则自汗出;气虚息弱,故胸闷气短;舌淡、脉弦细无力皆心胆气虚之象。

治疗原则:益气温胆,宁心安神。

选方用药:十味温胆汤(《世医得效方》)加减。

半夏、陈皮、枳实、党参、酸枣仁、龙眼肉、五味子、茯神、远志、菖蒲、龙骨、牡蛎、生姜。

方药解析:本方以温胆汤为主,半夏、陈皮、枳实、党参补心益气,温胆化痰,宁心安神;龙眼肉、酸枣仁养血宁心;五味子酸收敛气;茯神、远志养心安神;菖蒲芳香开窍化痰;龙骨、牡蛎镇静宁神;生姜温中化痰以助升发之气。全方共奏益气温胆、宁心安神之功。

7. 胃气不和

临床表现：睡卧不安，时时惊醒，胸脘满闷，恶心欲呕，嗳气频频作，不思饮食，大便不畅，舌苔厚腻，脉滑。

证候解析：胃不和则卧不安，胃脘积滞，胃气不降，逆从大络犯心，心神不安，故睡卧不宁，时时梦惊；饮食不化，积于中焦，气机升降失调，因而胸脘满闷，恶心欲呕，嗳气频作，大便不畅；脾胃受损，运化失职，故不思饮食；舌苔厚腻、脉滑皆为胃气失和之征。

治疗原则：健脾和胃，安神宁心。

选方用药：半夏秫米汤（《黄帝内经》）合保和丸（《丹溪心法》）加减。

半夏、秫米、山楂、神曲、莱菔子、槟榔、茯苓、枳实、陈皮、连翘、珍珠母、夏枯草。

方药解析：本方以半夏、秫米和胃降逆，养心安神，宗《黄帝内经》半夏秫米汤之意；山楂、神曲、莱菔子、槟榔消积化食，导滞和胃；茯苓健脾利湿；枳实、陈皮理气健脾；连翘清积滞蕴化之热；珍珠母、夏枯草平肝潜降、安神宁魂。全方共奏健脾和胃、安神宁心之效。

8. 痰热扰心

临床表现：夜寐不安，时作噩梦，惊悸不宁，面赤烦躁，哭笑无常，或言语错乱，小便短赤，大便秘结，舌红，苔黄腻，脉滑数。

证候解析：情志不遂，气郁化火，炼津为痰，痰热互结，扰乱神明，神魂不宁，故夜寐不安，噩梦惊悸；痰热上熏头面，故面赤躁烦；蒙蔽心窍，则哭笑无常，言语错乱；热邪下移，故小便黄赤，大便秘结；舌红苔黄腻、脉滑数均是痰热之征。

治疗原则：清热化痰，镇心安神。

选方用药：黄连温胆汤（《六因条辨》）加减。

黄连、竹茹、枳实、半夏、陈皮、茯神、菖蒲、郁金、远志、礞石、龙齿、琥珀。

方药解析：本方以黄连清心脏之客火；用温胆汤之竹茹、枳实、半夏、陈皮，改茯苓为茯神，清热化痰宁神；菖蒲、郁金芳香开窍、理气化痰；远志化痰安神；礞石涤痰镇心；龙齿、琥珀平肝镇心安神。诸药共用，达清热化痰、镇心安神之效。

9. 瘀血阻滞

临床表现：夜寐不宁，时时惊醒，乱梦纷纭，胸中窒闷不舒，心悸不宁，面色晦暗，舌质暗，或有瘀点瘀斑，脉沉细涩。

证候解析：瘀血阻滞经脉，气血运行不畅，心神失其濡养，神魂飞荡不守于舍，故夜寐不宁，时时惊醒，乱梦纷纭；瘀血阻滞，气机不利，故胸中窒闷不舒；

血滞不行,心失所养,则心悸不宁;血脉阻滞,不荣头面,故面色晦暗;舌暗、瘀点瘀斑、脉沉细涩均为瘀血之征。

治疗原则:活血化瘀,宁心安神。

选方用药:血府逐瘀汤(《医林改错》)加减。

桃仁、红花、赤芍、生地、川芎、当归尾、柴胡、枳壳、川牛膝、桔梗、龙齿、珍珠母。

方药解析:方中桃红四物活血化瘀,养血生新,无瘀祛正伤之弊;柴胡、赤芍、枳壳系四逆散之主药,理气疏肝以助行血;牛膝活血通经,引离经之血下行;桔梗为载药之舟楫,升提引经;龙齿、珍珠母镇肝宁心安神,以止梦惊。诸药共用,收活血化瘀、宁心安神之效。

(三)临证医案

心胆气虚病案

黄某,女,34 岁,1986 年 7 月 13 日初诊。

患者 3 个月来夜寐不安,时易惊醒,头身汗出,心悸不宁,曾在某医院诊为神经衰弱,服中西药物未见显效。近 1 周爱人外出后病情加重,梦惊时作,心悸气短,头晕目眩,目不欲睁,不敢独自睡眠,舌淡齿痕苔薄白,脉细弱少力。诊为梦惊,心胆气虚证,治以益气温胆、宁心安神,以十味温胆汤加减。处方:党参 15 克,竹茹 12 克,枳实 10 克,法半夏 10 克,茯神 10 克,熟地 10 克,五味子 10 克,龙齿 30 克,牡蛎 30 克,炒枣仁 15 克,远志 10 克,柴胡 6 克。5 剂,水煎服。

二诊:患者睡眠稍安,头晕减轻,仍有心悸气短。守上法,前方加夜交藤 15 克再进。患者服药 15 剂,诸症皆除。随访 5 个月,未见复发。

九、梦　语

梦语又称梦呓、呓语、睡语、睡中呢喃、说梦话等,是指经常性在睡眠中不自觉讲话的一种病证。若偶然睡眠中说梦话,则不作疾病论。

梦语的临床表现不一,可与做梦有关,可与做梦无关;或语言流利,吐字清晰;或呢喃不清,含义不明;可长篇大论,可片言只语;可哭泣叫骂,可欢笑高歌;或出久思精华之言,或露深藏隐秘之情;凡此诸般,不能尽列。

梦语是常见病,据国内调查显示,12～18 岁的中学生每周梦语 1 次以上者可占 17%,梦语发病在年龄和性别上没有显著差异。

现代研究认为,梦语可发生在睡眠的各个阶段,而以 NREM 睡眠期为多见,约占 88%,其所说内容多与日常生活有关,醒后则对梦语一无所知;而在 REM 睡眠期发生的梦语约占 12% 左右,多在梦境中发语,其发音声调常富于感情色彩,内容与其梦境相符,即时转醒后对梦语内容或有记忆。梦语多数属于功能性障碍,少数为其他疾病的临床表现,如癫痫、脑震荡后遗症、癔病、神经官能症、中毒或感染性脑病等。目前西医尚缺乏有效的治疗方法。

中医学对梦语的认识可追溯到《黄帝内经》。《灵枢·淫邪发梦》说:"肝气盛则梦怒,肺气盛则梦恐惧哭泣飞扬,心气盛则梦喜笑恐畏,脾气盛则梦歌乐,身体重不举。"其梦怒、梦恐惧哭泣、梦喜笑恐畏、梦歌乐等当包括梦中出言有声者。其后《圣济总录·骨蒸传尸门》认为本病属虚劳骨蒸,提出"脉蒸者,本于心,其证日增烦闷,掷手出足,渴欲饮水,唾白沫,睡语惊恐,脉数。"《太平圣惠方》责之为蕴积邪热,"小儿蕴积邪热,脏腑壅滞,则令气血不和,心神烦乱,故夜卧多狂语也。"刘完素《素问玄机原病式·六气为病》提出:"寐而多言者,俗名睡语,热之微也。"总之,梦语一病属神魂失调,主要责在心肝两脏,涉及脾胃。病性以实热为多见,表现为语声高亢洪亮,虚证则常细语呢喃不清。治疗重在辨其虚实,随证治之。梦语轻症可不必治疗。

(一)梦语的病因病机

1. 邪扰神明 邪扰神明,神失所主,魂不守舍,神魂游荡,是发生梦语的主要原因。病由邪扰而致,当属实证。致病之邪,包括食积、痰热、湿热、郁火、瘀血等多种因素。饮食不节,脾胃损伤,运化失调,饮食积滞不化;或脾胃虚弱,脏气本虚,水谷不能消磨转输,积于中焦,产生食积。食积于胃,蕴久化热,食热相蒸,胃气失和,扰动神明,睡卧不安,发生梦语。邪热外来,灼津炼液为痰,痰热互结;或过食肥甘厚味,积湿生痰酿热;或情志不遂,气郁津液停滞为痰,郁久化热,痰热互结。痰热壅滞,蒸熏心肝,神魂不宁,夜寐不安,产生梦语。湿邪外侵,日久化热;或饮食积滞,脾运失常,湿自内生,湿蕴久而从热化。湿热留滞脾胃,熏蒸肝胆,扰及心脏,神魂不守其舍,飘荡飞扬,发为梦语。肝主疏泄,若情志不遂,肝气郁结,气郁化火,肝火内迫,魂不守舍,肝火上炎,心神不定,神魂游荡飞扬,发生梦语。气滞不舒,血运不畅,留滞为瘀;或外伤跌仆,经脉不通,血停生瘀。瘀血阻滞,心肝失养,神魂不安,产生梦语。

2. 正虚神怯 少数梦语由虚而致,正气虚弱,神魂怯馁,以致神魂游荡飞扬,发生梦语。虚证涉及气、阴、血虚,而以气为主,责在心脏,涉及肝脾。心为君主之官,主神明,若心之气、血、阴液不足,气失温煦行血之功,血乏濡润荣养之能,阴虚滋泽涵养无权,则心脏失其位,神明丧其主,神魂不守,发生梦语。

(二)梦语的辨治

1. 痰热扰心

临床表现:夜寐不安,梦语频频,面赤心烦,哭笑无常,狂言乱语,心悸易惊,舌质红,苔黄腻,脉弦滑数。

证候解析:五志化火,邪热内陷,炼津成痰,痰热互结,上扰心神,蒙蔽心窍,神魂不静,故夜寐不安,频作梦语;痰热熏蒙,神明失主,故哭笑无常,狂言乱语;痰热内扰,故心烦不安,心悸易惊;火热上冲,故面赤;舌红苔黄腻、脉弦滑数是痰热互结之征。

治疗原则:清热化痰,镇心安神。

选方用药:黄连温胆汤(《六因条辨》)加减。

竹茹、枳实、半夏、陈皮、茯神、黄连、远志、菖蒲、郁金、龙齿、琥珀。

方药解析:本方以温胆汤清热化痰,改茯神以加强安神之力;增黄连主清心火;远志安神化痰;菖蒲、郁金开窍化痰;龙齿、琥珀平肝镇心安神。全方共奏清热化痰、镇心安神之功。

2. 胃热炽盛

临床表现:梦语不休,声音洪亮,睡卧不宁,面赤烦热,胃脘灼热,口渴喜冷饮,口气秽浊,大便秘结,舌质红,苔黄厚,脉洪大而数。

证候解析:热邪入里,结于肠胃,或恣食辛辣炙煿,火热内生,胃热乘心,扰及神明,心神不安,故梦语不休,声音洪亮,睡卧不宁;胃热熏灼,故胃脘灼热,口气臭秽;胃热伤津,故口渴饮冷;热气熏蒸,故烦热面赤;胃肠热结,故大便不通;舌红、苔黄厚、脉洪大而数,皆胃热炽盛所致。

治疗原则:清胃泻热,宁心安神。

选方用药:清胃汤(《症因脉治》)加减。

生石膏、黄连、炒栀子、生地黄、玄参、葛根、槟榔、枳实、茯神、龙齿、牡蛎、生甘草。

方药解析:本方以生石膏辛甘大寒,清胃肺之实热,黄连苦寒,清心胃之实火,共为君药;栀子清三焦之火,导热下行,生地黄、玄参清热养阴增液,以救胃热津伤之急,共为臣药;葛根清热生津,槟榔、枳实行气导滞,釜底抽薪,茯神养心安神,龙齿、牡蛎重镇安神,共为佐药;生甘草清热解毒,调和诸药,为使药。全方共奏清胃泻热、宁心安神之效。

3. 肝气郁结

临床表现:夜寐不宁,梦语连连,声音洪亮,两胁胀痛,烦躁易怒,精神抑郁,胸闷太息,舌淡红,苔薄,脉弦。

证候解析:肝失条达,疏泄失职,气机阻滞,魂不守舍,故夜寐不宁,梦语连连,声音洪亮;肝郁气滞,经络不畅,故两胁胀痛;肝主怒,肝气不舒,则烦躁易怒,精神抑郁,胸闷太息;脉弦为肝郁气滞使然。

治疗原则:疏肝解郁,镇潜安神。

选方用药:柴胡疏肝散(《景岳全书》)加减。

柴胡、白芍、枳壳、川芎、香附、川楝子、珍珠母、龙齿、炒枣仁、远志、甘草。

方药解析:本方以四逆散为基础化裁而出。柴胡、白芍、枳壳、甘草,解郁透邪,疏肝理气;加香附、川楝子、川芎以增强疏肝理气、和血通络之功;配伍珍珠母、龙齿二味镇肝潜阳以宁魂,炒枣仁、远志养心宁心以安神。全方共奏疏肝解郁、镇潜安神之效。

4. 肝经湿热

临床表现:夜卧不宁,梦语声高,恼怒叫骂,头晕目眩,急躁易怒,两胁胀痛,口苦而黏,小便短赤,舌红,苔黄腻,脉弦数。

证候解析:湿热蕴结,肝失条达,魂不守舍,故夜卧不宁,梦语声高,恼怒叫骂;湿热上蒸,故头晕目眩,口苦而黏;湿热阻滞,气机不畅,肝失柔顺,故两胁胀痛,急躁易怒;湿热下注,则小便短赤;舌红、苔黄腻、脉弦数,为湿热之象。

治疗原则:清热利湿,泻肝宁神。

选方用药:龙胆泻肝汤(《兰室秘藏》)加减。

龙胆草、炒栀子、黄芩、泽泻、通草、车前子、茵陈、生地、当归、龙齿、牡蛎、柴胡。

方药解析:本方以龙胆草为君药,苦寒清肝,泻火燥湿;以炒栀子清利三焦湿热,黄芩清热燥湿,配合龙胆草为臣药;泽泻、通草、车前子、茵陈清湿热,利小便,生地、当归养血柔肝,龙齿、牡蛎重镇潜阳,以安神魂,用为佐药;柴胡引药入肝经,用为使药。全方收清热利湿、泻肝宁神之功。

5. 瘀血阻滞

临床表现:夜卧不宁,寐则梦语,头部刺痛,胸中闷窒不舒,心悸不宁,面色晦暗,舌质暗,或有瘀斑,脉沉细涩。

证候解析:瘀血阻滞,经脉不畅,心血失养,神魂不安,故夜卧不宁,寐则梦语;瘀血停滞,络脉不通,不通则痛,故见头部刺痛;血瘀则气滞,故胸中窒闷不舒;心失所养,则心悸不宁;瘀血阻络,气血不能上荣于头面,故面色晦暗;舌暗、瘀斑、脉沉细涩,均是瘀血阻滞所致。

治疗原则:活血化瘀,宁心安神。

选方用药:血府逐瘀汤(《医林改错》)加减。

桃仁、红花、赤芍、生地黄、川芎、当归身、柴胡、枳壳、牛膝、桔梗、生牡蛎、炙甘草。

方药解析:本方以桃红四物汤活血养血,使瘀血祛而新血生;合四逆散行气以助活血,遵气行而血行之法;牛膝下行,引血归经;桔梗升提,载药上行;生牡蛎镇肝宁心安神。全方共奏活血化瘀、宁心安神之效。

6. 气血两虚

临床表现:梦语时作,其声呢喃,面色苍白,头晕目眩,心悸易惊,少气懒言,神疲自汗,舌淡,苔白,脉细弱。

证候解析:心脏气血两虚,心神失其温煦濡养,神不守舍,游荡飞扬,发生梦语;气血两虚,不能上荣,故面色苍白,头晕目眩;心失所养,心神不宁,故心悸易惊;气虚则少气懒言,神疲自汗;舌淡、脉细弱是气血不足之征。

治疗原则:益气养血,宁心安神。

选方用药:八珍汤(《正体类要》)加减。

党参、炒白术、茯苓、黄芪、熟地黄、当归、川芎、白芍、炒枣仁、远志、龙骨、炙甘草。

方药解析:本方以四君子汤加黄芪补气调脾益心;以四物汤滋养心肝之血;炒枣仁、远志养血安神;龙骨镇肝宁心安神。全方共奏益气养血、宁心安神之效。

(三)临证医案

气血两虚病案

张某某,女,38岁,2011年12月3日初诊。

患者产后半年,贫血(血红蛋白90g/L),夜间梦语,每晚仅睡3~4个小时,气短懒言,乏力自汗,二便正常,月经量少,舌质淡,舌苔白微腻,脉弦细弱。诊为梦语,辨证属气血两虚,治以益气养血、宁心安神,以八珍汤加减。处方:党参12克,炒白术10克,茯苓10克,炙黄芪12克,当归10克,赤芍5克,川芎3克,熟地20克,炒枣仁20克,阿胶珠20克,知母5克,丹皮6克,神曲10克,香附10克,炙甘草3克。7剂,水煎服。

二诊:睡眠增至4~5个小时,梦语略减少,气短乏力减轻,仍有汗出,纳可,二便常,舌脉同前。治以前法,上方加浮小麦20克,继用7剂。

三诊:睡眠5~6个小时,已无梦语,汗出减少,二便正常,舌质淡红,苔薄白,脉弦细。仍循前法,上方加牡蛎15克,继服7剂。

四诊:睡眠增至6~7小时,纳可,二便正常,汗出消失,时有腰酸,舌脉同前,血红蛋白升至110g/L。以杞菊地黄丸每服9克,每日2次,以善其后。随访6个月,未见复发。

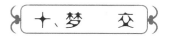

十、梦 交

梦交又称为梦接内、梦与鬼交、梦与邪交、与鬼交通等,是指妇女非偶然发生的梦中性交,醒来后精神恍惚、疲乏无力的一种病证。

成年女性偶有梦中性交,应属生理现象。而梦交却是较为频繁出现的梦中性交,伴有精神不振、腰肢酸楚、疲乏无力,甚则神志失调,梦交后阴部或有带浊自遗。

本病临床并非少见,但缺少统计资料。其发病多见于青年人,20~35岁者约占70%。

现代睡眠学中梦交属睡中异常范畴,发生于REM睡眠期。梦交的发生与机体的生理变化密切相关,青春期女性与性激素分泌有关,成年女性梦交则与生活中不能得到性满足,感情生活不融洽有关。梦交者约50%的人会在性兴奋状态中醒来。现代睡眠学并不认为梦交是一种疾病,而只是一种生理现象。其伴随症状如疲乏无力、精神萎靡等,是由于受世俗观念的影响,患者产生忧虑、恐惧情绪所致。

中医学对梦交的认识始于《黄帝内经》。《灵枢·淫邪发梦》说:"厥气……客于阴器,则梦接内"。《金匮要略·血痹虚劳脉证并治》首次提出梦交病名,与男子失精并论,用桂枝加龙骨牡蛎汤治疗,开后世治疗梦交之先河。对于病因病机,《诸病源候论》主张脏腑气弱、神守虚衰,常为后世引用。《景岳全书》认为其证有二:病生于心者,由欲念邪思牵扰意志而为梦;为妖魅所侵者,由禀赋非纯,邪得以入。《赤水玄珠》强调病因为七情亏损心血,神无所护。总之,七情郁结、脏腑虚损、阴阳失调是梦交发病的主要原因。病因虽有不同,但日久伤精败血是相同的。治疗当遵张景岳所言,先以静心为主,然后因其病而药之。即先解除思想负担,消除精神因素,宁心静志,然后辨证治疗。虚证责在心、脾、肾,因气血阴精不足而补益之;实证责在肝脏,治当疏肝清肝为主;阴阳失调者,可用调和之法燮理阴阳。

由于传统观念的影响,梦交患者多有恐惧、羞愧等情绪,思想负担较重,由此引致情志失调。医者应善于疏导,解除其顾忌,并指导患者悦情志、静心神、节欲念、慎房事,以利康复。

(一) 梦交的病因病机

1. 情欲神动 《医学正传》有云:"昼之所思,为夜之所见。"情欲不遂,思想无穷,所愿不得,意淫于外,神动于中,相火炽盛,发为梦交。或寡居久旷,意动神摇,或年少气盛,情欲常萌,欲念邪思牵扰意志而为梦。梦交者阴液常绵绵而下,属白淫。《素问·痿论》说:"思想无穷,所愿不得,意淫于外,入房太甚,宗筋弛纵,发为筋痿,及为白淫。"肝属乙木,乃将军之官,喜条达而恶抑郁。若情志不遂,肝气郁结不舒,久而肝郁化火,火热内扰,魂不守舍,睡卧不安,发生梦交。脾为阴土,主运化升清。若思虑过度,脾气结滞,运化失司,水谷不化精微,心失所养,以致意志不定,神无所依,神魂游荡,因而发生梦交。恐为肾之志,肝肾同源,心肾相交。大恐伤肾,损及心肝,以致神魂不安。惊则气乱,损及心胆之气,使心无所依,神无所归,虑无所定。故大惊卒恐,伤及心肾肝胆,神魂不安,亦可发生梦交。总之,七情损伤,神魂动摇,是发生梦交的重要原因。

2. 脏虚精滑 《金匮要略·血痹虚劳脉证并治》将梦交并于虚劳讨论:"夫失精家,少腹弦急,阴头寒,目眩发落,脉极虚芤迟,为清谷亡血失精。脉得诸芤动微紧,男子失精,女子梦交,桂枝加龙骨牡蛎汤主之。"脏腑真元虚损,脾肾门户不约,精滑不固,神由之而动,发生梦交。脏腑虚损是梦交的重要原因,虚损之脏腑常涉及心脾肾诸脏。忧愁思虑过度,心气损伤,心神失于温养,则精神昏荡,神不守舍,夜梦颠倒。或心血暗耗,化源匮乏,血不养心,神魂无护,发生梦交。或心脾两伤,脾虚则化源乏竭,水谷精微不得奉养,心虚则血少,心神失养,心脾两虚,神无顾护,魂魄不宁,夜梦交通。肾精亏乏,阴液虚衰;或五志化火,耗灼阴血;或入房太甚,阴精过损;或年老精亏,天癸渐竭,均致相火内炽,虚火扰动,精关不固,神魂不安,发为梦交。或肾精亏虚于下,心火亢盛于上,心火不能下交,肾水不能上济,心肾不交,精关不约,神动心摇,发生梦交。

3. 邪扰精室 肾为水脏,主藏精,为精关之门户。《素问·灵兰秘典论》云:"肾者作强之官,伎巧出焉"。如邪扰精室,关门不固,精动神荡,可发生梦交。邪扰之变,或为湿热下注,或为瘀血内阻,或为肝火内扰。湿热生于中焦脾胃,下注肝肾,湿热不攘,扰动精关,肾精不藏,神魂摇荡,发为梦交。或七情郁结,气滞血瘀,或外伤跌仆,或出血离经,则瘀血内生,气滞血瘀,阻遏经络,扰动精关,心神失养,神魂不定,可发生梦交。或肝郁化火,火热内扰,精室不固,神魂不宁,发为梦交。

(二)梦交的辨治

1. 心气不足

临床表现:梦交时作,精神恍惚,多疑善惊,心悸气短,动则尤甚,神疲乏力,喜悲伤太息,舌质淡,苔白,脉细弱或结代。

证候解析:心气不足,神无守护,心神不宁,故梦交时作;心神不安,则精神恍惚,多疑善惊,喜悲伤太息;心气不足,鼓动乏力,故心悸气短,神疲乏力;动则气耗,则诸症尤甚;气虚运血无力,故舌质淡嫩、脉细弱或结代。

治疗原则:益气养心,安神定志。

选方用药:妙香散(《苏沈良方》)加减。

黄芪、党参、山药、茯苓、茯神、远志、琥珀、桔梗、木香、甘草。

方药解析:本方以黄芪、党参补气益心健脾,为君药;山药补脾益气,滋阴涩精,茯苓健脾益气,配合君药以充化源、益心气,共为臣药;茯神、远志、琥珀宁心安神定志,桔梗载药上行,木香疏气以防补益之壅滞,共为佐药;甘草调和诸药,为使药。全方共奏益气养心、安神定志之效。

2. 心脾两虚

临床表现:梦交时作,心悸怔忡,多梦健忘,气短神疲,纳谷不馨,腹胀便溏,面色萎黄,头晕目眩,舌质淡嫩,脉细弱。

证候解析:心脾两虚,气血不足,心神失养,不安于舍,发为梦交;血不养心,故心悸怔忡,多梦健忘;脾气不足,则气短神疲;运化失司,故纳谷不馨,腹胀便溏;气血不荣于头面,故面色萎黄,头晕目眩;舌淡嫩、脉细弱是气血两亏之象。

治疗原则:补益心脾,养心安神。

选方用药:归脾汤(《济生方》)加减。

黄芪、党参、白术、茯神、龙眼肉、炒枣仁、当归、远志、琥珀、龙齿、木香、炙甘草。

方药解析:本方以黄芪、党参、白术、茯神、甘草健脾益气;龙眼肉、炒枣仁、当归、远志补心血以安神;琥珀、龙齿镇摄心神;木香调气,使补而不滞;甘草调和诸药。全方补心血、益脾气,气血充盛而心神自安,梦交遂除。

3. 阴虚火旺

临床表现:梦交频作,潮热盗汗,头晕目眩,耳鸣耳聋,心烦易怒,腰膝酸软,舌红少苔,尺脉细数。

证候解析:肾阴不足,精血亏虚,相火内炽,扰动精室,精动神摇,发生梦交;阴虚失养,虚火上炎,故头晕目眩,耳鸣耳聋;虚火内炽,故潮热盗汗,心烦易怒;肾阴不足,腰膝失养,故腰膝酸软;舌红少苔、尺脉细数皆为肾阴虚之征。

治疗原则:滋阴降火,安神定志。

选方用药:知柏地黄丸(《医方考》)加减。

熟地黄、山萸肉、山药、泽泻、茯苓、牡丹皮、黄柏、知母、龙骨、牡蛎。

方药解析:本方以六味地黄丸滋补肾阴,壮水之主以制阳光;加黄柏苦寒,泻虚亢之相火,坚耗动之真阴;配合知母,上清肺燥热,下滋润肾阴;增龙骨、牡蛎镇肝敛阳,宁心安神。全方共奏滋阴降火、安神定志之功。

4. 心肾不交

临床表现:梦交频作,心悸易惊,健忘寐少,潮热盗汗,五心烦热,眩晕耳鸣,腰膝酸软,咽干颧红,舌红少苔,脉细数。

证候解析:肾阴不能上济于心,心火不能下交于肾,肾阴不足,心火亢盛,心肾不交,肾精不固,心神不安,发生梦交;心火亢盛,故五心烦热,心悸易惊;肾阴亏虚,故腰膝酸软,健忘寐少,眩晕耳鸣;虚火内生,可见咽干颧红,潮热盗汗;舌红、少苔、脉细数是阴虚火旺、心肾不交之象。

治疗原则:补肾清心,交通心肾。

选方用药:交泰丸(《韩氏医通》)合归芍天地煎(《症因脉治》)加减。

生地黄、天冬、当归、白芍、黄连、黄柏、远志、肉桂、龙骨、牡蛎。

方药解析:本方以生地黄、天冬、当归、白芍补肝肾,养阴血,阴血充盛,其火自降;以黄连、黄柏清心火之亢盛,兼降肾之虚火;远志启肾水上济于心,肉桂引心火下交于肾;龙骨、牡蛎镇心潜阳而涩精安神。全方共奏补肾清心、交通心肾之功。

5. 阴阳失调

临床表现:梦交频作,头晕目眩,心悸易惊,失眠多梦,自汗盗汗,腰膝酸软,困倦乏力,带下清稀,舌质淡,苔薄白,脉沉细弱。

证候解析:阴阳失调,肾精不固,心神不宁,故发生梦交;神不守舍,故心悸易惊,失眠多梦;肾精匮乏,故腰膝酸软,困倦乏力,头晕目眩;阴阳失调,不能固摄阴液,故自汗盗汗,带下清稀;舌淡、脉沉细弱,均为阴阳失调之象。

治疗原则:调和阴阳,镇潜安神。

选方用药:桂枝加龙骨牡蛎汤(《金匮要略》)。

桂枝、白芍、生姜、大枣、炙甘草、龙骨、牡蛎。

方药解析:桂枝汤是《伤寒论》名方,善调和阴阳之气。桂枝辛甘温,助卫益阳,为君药;白芍酸寒,益阴敛营,为臣药;生姜助桂枝温通阳气,大枣配白芍滋阴生津,龙骨、牡蛎潜镇安神,共为佐药;甘草调和诸药,为使药。全方共奏和阴阳、助气化、镇潜安神之功。

6. 肝郁化火

临床表现:梦交频作,夜寐不安,烦躁易怒,胸胁胀痛,头晕耳鸣目眩,口苦而干,善太息,月经不调,舌质红,苔薄黄,脉弦数。

证候解析:情志不遂,肝气郁结,气郁化火,火热内迫,神魂不守,故发生梦交;心神不宁,故夜寐不安;肝郁气滞,故烦躁易怒,胸胁胀痛,善太息;郁热上扰,故头晕目眩,耳鸣,口苦而干;肝郁不疏,故月经不调;舌质红、苔薄黄、脉弦数,皆为肝郁化火之征。

治疗原则:疏肝解郁,清热安神。

选方用药:丹栀逍遥散(《内科摘要》)加减。

柴胡、当归、白芍、白术、茯苓、丹皮、栀子、龙骨、牡蛎、薄荷、生姜、炙甘草。

方药解析:本方以柴胡疏肝解郁,用为君药;当归、白芍养血柔肝,以助解郁滞而和肝胆,用为臣药;白术、茯苓健脾化湿,运化有权,则气血有源,丹皮清泄血分之火,栀子清散三焦郁热,龙骨、牡蛎镇潜亢阳而安心神,薄荷、生姜辛散以助解郁散邪,共为佐药;甘草调和诸药,用为使药。全方共收疏肝解郁、清热安神之效。

7. 湿热下注

临床表现:梦交时作,性欲亢进,带下黄而量多,外阴瘙痒,烦躁易怒,手足心热,口苦而黏,小便短赤,舌质红,苔黄厚腻,脉弦滑数。

证候解析:湿热蕴结,流注下焦,扰动精室,精动神摇,发生梦交;湿热蕴阻,相火亢盛,故性欲亢进;湿热下注,故带下黄而量多,外阴瘙痒;湿热熏蒸,故烦躁易怒,手足心热,口苦而黏,小便短赤;舌质红、苔黄厚腻、脉弦滑数皆湿热内盛之象。

治疗原则:清热利湿,坚阴安神。

选方用药:四妙丸(《成方便读》)合龙胆泻肝汤(《医方集解》)加减。

黄柏、苍术、川牛膝、生苡仁、龙胆草、栀子、赤茯苓、椿根皮、柴胡、赤芍、龙骨、牡蛎。

方药解析:本方以黄柏苦寒,清热燥湿,以利下焦,苍术苦温,善能燥湿,二药配伍清热燥湿之力更宏,牛膝引药下行,生苡仁清利湿热,共成四妙,主治下焦湿热之证;龙胆草、栀子清利肝胆三焦之热,赤茯苓、椿根皮清下焦之湿热,柴胡疏肝兼以引经,赤芍清血分之热,使下焦湿热无所遁形;龙骨、牡蛎镇肝宁心安神。全方共奏清热利湿、坚阴安神之效。

8. 瘀血阻滞

临床表现:寐而多梦,梦则接交,月经不调,腹痛胀满,经血色黑量少,或有血块,甚则闭经,口渴不欲饮,舌质暗,有瘀点瘀斑,脉细涩。

证候解析:瘀血内阻,经脉不畅,血行滞涩,心神失养,神不守舍,故夜寐多梦,梦而交接;瘀血阻滞,故腹部胀痛,月经不调,色黑量少,有血块,甚则闭经不行;瘀血阻滞,津液不能上承,故口渴不欲饮;舌暗有瘀点瘀斑、脉细涩皆瘀血阻滞之象。

治疗原则:活血化瘀,宁心安神。

选方用药:血府逐瘀汤(《医林改错》)加减。

桃仁、红花、当归、生地黄、川芎、赤芍、柴胡、枳壳、牛膝、桔梗、龙骨、牡蛎、甘草。

方药解析:本方以桃红四物汤养血活血,化瘀通络;配四逆散行气疏肝,以达气行则血行之效;加牛膝引血下行,通利血脉,桔梗载药上行,宣气开滞,龙骨、牡蛎镇心宁神。诸药共用,使瘀血尽消,则心神自安。

(三)临证医案

湿热下注病案

李某,女,36岁,1984年7月14日初诊。

患者行人工流产术后出现阴部瘙痒,带下色黄,黏稠有味。近10日出现梦交,频繁发作,每日1~2次,伴下阴灼热,烦躁易怒,小便短赤,膝腰酸痛,小腹胀满,口苦纳呆,舌红,苔黄腻,脉弦数。诊为梦交,属湿热下注证,治以清热利湿、坚阴安神之法,方用四妙丸合龙胆泻肝汤加减。处方:苍术 10 克,黄柏 10 克,川牛膝 10 克,生苡仁 15 克,龙胆草 10 克,炒栀子 10 克,黄芩 10 克,车前子 15 克,泽泻 10 克,生地黄 15 克,赤芍 10 克,柴胡 10 克,椿根皮 12 克,龙骨 30 克,牡蛎 30 克,蛇床子 10 克。5 剂,水煎服。

二诊:患者带下减少,阴痒大减,梦交偶发,舌红,苔黄腻,脉弦稍数。虑其湿热稍减,前方减龙胆草为 6 克,再进 5 剂。

三诊:患者梦交未作,带下已净,阴痒灼热消失,余症亦大减。虑其湿热渐怯,宜酌减清热利湿之品,且湿热伤阴,当增养阴柔肝之药。故以上方去苍术、黄柏、栀子、椿根皮、赤芍、蛇床子,加当归 10 克、白芍 15 克。患者又进 5 剂告愈,随访 5 个月,未见复发。

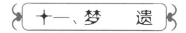

十一、梦　遗

梦遗又称为梦接内、梦失精、梦泄、梦泄精、遗精、遗泄等,是指男子较为经常地在睡眠中因梦境感动而精液自行外泄的一种病证。

男子未婚,或已婚而久无房事,偶然发生泄精,是精满而自溢,为生理现象。而梦遗或一周数次,甚或一夜多次,并伴有精神不振、头晕目眩、腰膝酸软、疲乏无力等症状。梦遗日久还会出现阳痿、早泄等并发症,或发展为无梦而泄的滑精。滑精为梦遗重症。

据国外调查统计,男青年中梦遗的发生率高达 85%,在 20 岁以下青春期青年中发生率最高,婚后如经常同房,梦遗会自然停止。在梦遗者中属于病态需要治疗者的比例尚缺乏相关数据。

现代睡眠学认为,睡眠中自发地射精是一种常见情况,对于未婚男青年更是必然出现的生理现象。发生梦遗是性欲旺盛,精液来源充足,而又无正常排泄途径时的一种必然结果。但由于受传统观念的影响,认为梦遗损伤身体,因而思虑、忧愁、恐惧,可产生一系列继发症状,如头晕眼花、精神不振、疲乏无力等。

中医学对梦遗的记述首见于《黄帝内经》。《灵枢·淫邪发梦》说:"厥气……客于阴器,则梦接内。"汉代将梦遗归于虚劳范畴,《金匮要略·血痹虚劳脉证并治》说:"虚劳里急,悸,衄,腹中痛,梦失精,四肢酸疼,手足烦热,咽干口燥,小建中汤主之。"张仲景对梦遗的认识和治疗方药对后世具有深远的影响。其后《诸病源候论》主张病因为"肾虚不能制精"。《丹溪心法·梦遗》提出:"遗精得之有四,有用心过度,心不摄肾,以致失精者;有因思色欲不遂,精乃失位,输精而出者;有欲太过,滑泄不禁者;有年高气盛,久无色欲,精气满泄者。"《古今医案按》补充湿热、郁滞为病。《景岳全书》则主张梦遗一病与五脏相关。临床梦遗分为虚实两大类,虚证重在肾虚,分阴虚、阴虚火旺、阳虚,亦可见心脾两虚、阴阳失调、心肾不交等病证;实证则常见肝经郁热、心火、湿热诸种因素。治疗当分清虚实,辨证论治,切不可专持固肾涩精一法。因手淫自斫而致经常梦遗者,应戒除手淫,锻炼意志,自强自爱,以配合药物治疗。另外梦遗者应注意生活起居的调摄,内裤不宜过紧,被褥不宜过暖,有助于预防梦遗发作。

(一)梦遗的病因病机

1. 心动神驰 心藏神,为五脏六腑之主。心动神驰,精关失守,是梦遗的重要致病机制。正如《理虚元鉴·遗精梦泄论》所说:"精虽藏于肾,而实主于心。心之所藏者神,神安则气定,气为水母,气定则水澄,而精自藏于命门。其或思虑过度,则水火不交,快情恣欲,则精元失守。所以心动者神驰,神驰则气走,精逐而流也。且心主血,心血空虚,则邪火上壅,而淆其灵舍;于是神昏志荡,天精摇摇,淫梦交作,而精以泄。"心动神驰,发有两端:一是情欲过度,心神不静;或年少体壮气盛,情欲屡动于心;或鳏夫久旷独居,色欲扰动心神;或见色心有思慕,所欲不能遂意,心火偏亢,相火亦炽,心动神摇,梦而遗泄。二是思虑伤心,劳神过度。思虑忧愁则伤心,心阴暗耗,心血不足,阴虚阳亢,心火独灼,心火不能下交于肾,肾水不能上济于心,心肾不交,心神不摄,精关动摇,故梦中遗精。《折肱漫录·遗精》云:"凡人用心太过则火亢于上,火亢则水不升,而心肾不交。士子读书过用,功名心急者,每有此病。"

2. 脏亏精滑 五脏藏精总归于肾,肾气调摄精关。若脏腑亏虚,阴阳失调,精关不固,则梦遗滑精。脏亏精滑,首责于肾虚。或先天禀赋不足,肾精亏虚,阴阳偏颇,阴不平而阳不秘;或后天失于调养,不遵摄生之道,房劳过度,损伤肾脏;或恣情纵欲,频繁手淫,自斫耗竭。肾阴亏虚,阴虚阳亢,虚火扰动精室,肾精不藏,发生梦遗。或肾阳虚弱,阴寒内生,或阴虚日久,损及肾阳,阳虚气弱,摄纳温煦失司,精关不固,遗泄不止;或肾水亏虚,不能上济于心,至心火亢盛,亦不能下交于肾,心肾水火阴阳不能既济,心动于上,肾泄于下,发生梦遗;或阴阳失调,平秘失常,阴精不藏,阳气不摄,发生遗精。脏亏精滑,亦有责之于心脾两脏者。心为君主之官,统摄五脏之神,脾为后天之本,运化转输水谷精微,以养五脏。若脾气亏虚,运化失司,水谷之精不能滋养先天之精,脾气虚陷,不能摄纳升提,心血亏虚,不能滋养心神,心火不旺,不能下温于肾,均可造成精关不固,发生梦遗。

(二)梦遗的辨治

1. 肾阴亏虚

临床表现:梦遗频作,夜寐多梦,阳事易举,腰酸膝软,神疲乏力,头晕耳鸣,口燥咽干,舌红少苔,脉细弱。

证候解析:肾阴亏虚,水不涵阳,则相火易动,故梦遗频作,阳事易举;阴虚失养,阳气易浮,故夜寐多梦;肾阴亏虚,腰膝失养,故见腰膝酸软;神疲乏力,是肾虚精不化气,气少所致;阴虚精不上承,故头晕耳鸣,口燥咽干;舌红少苔、脉细弱是肾阴亏虚之象。

治疗原则:滋补肾阴,固精安神。

选方用药:六味地黄丸(《小儿药证直诀》)合水陆二仙丹(《洪氏集验方》)加减。

熟地黄、山茱萸、山药、泽泻、茯苓、丹皮、芡实、金樱子、牡蛎、龙骨。

方药解析:本方以六味地黄丸为主方。熟地滋肾阴,益精髓,是为君药;山茱萸滋补肝肾,山药滋肾健脾,共为臣药;泽泻配熟地黄而泻肾降浊,丹皮配山茱萸以泻肝火,茯苓配山药而渗脾湿,金樱子、芡实补肾涩精,龙骨、牡蛎安神固精,共为佐使。全方共奏滋补肾阴、固精安神之功。

2. 阴虚火旺

临床表现:梦遗频作,夜寐不安,阳事易举,面红颧赤,五心烦热,潮热盗汗,咽干舌燥,腰膝酸软,头晕耳鸣,舌红绛少苔,脉细数。

证候解析:阴虚火旺,相火内炽,扰动精室,故见梦遗频作,阳事易举;火热上燔,则面红颧赤,五心烦热,夜寐不安,咽干舌燥;火热内迫,津液外泄,故潮热盗汗;阴虚失养,故腰膝酸软,头晕耳鸣;舌红绛少苔、脉细数为阴虚火旺之象。

治疗原则:滋阴降火,坚阴固精。

选方用药:知柏地黄丸(《医宗金鉴》)合三才封髓丹(《卫生宝鉴》)加减。

熟地黄、山茱萸、山药、泽泻、茯苓、牡丹皮、天冬、知母、黄柏、党参、砂仁、芡实。

方药解析:本方以六味地黄丸加天冬以滋补肾阴,壮水之主,以制阳光;加知母、黄柏苦寒清相火,坚肾阴,固精液;党参健脾益气以生化源;砂仁入脾行滞;芡实补肾涩精。全方共奏滋阴降火、坚阴固精之效。

3. 肾阳不足

临床表现:梦遗频作,甚则一日数泄,闻女色而精出,阳痿早泄,腰膝酸软冷痛,畏寒肢冷,面色㿠白,舌质淡,苔白,脉沉细无力,尺部尤甚。

证候解析:肾阳不足,命门火衰,精室不温,玉关不固,故梦遗频作,见色精滑,阳痿早泄;肾阳不养,阳失温煦,故腰膝酸软冷痛,畏寒肢冷,面色㿠白;阳虚不温,鼓动无力,故舌质淡,脉沉细无力,尺部尤甚。

治疗原则:温补肾阳,填精封髓。

选方用药:右归丸(《景岳全书》)加减。

熟地黄、山药、山茱萸、菟丝子、杜仲、枸杞子、当归、肉桂、制附子、鹿角胶。

方药解析:元阳不足,治宜培补,必于阴中求阳。本方以熟地黄、山茱萸、山药、菟丝子、杜仲、枸杞子等大队滋阴益肾之品填精封髓,意在阴中求阳;再加当归补血养肝,以壮其势;更以肉桂、制附子、血肉有情的鹿角胶温补肾阳,填精封髓,益火之源,以培肾之元阳。诸药配伍,共奏温阳益肾、填精封髓之功。

4. 心肾不交

临床表现:梦遗频发,心悸易惊,健忘寐少,五心烦热,潮热盗汗,眩晕耳鸣,腰膝酸软,夜间口干,舌红少苔,脉细数。

证候解析:肾阴亏虚,肾水不能上济于心,心火独亢,不能下交于肾,心肾不交,水火不能既济,故肾精不固,心神不安,发生梦遗之症;心火亢盛,故五心烦热,心悸易惊,潮热盗汗,寐少健忘;肾阴亏虚,因而眩晕耳鸣,腰膝酸软,夜间口干;舌红少苔、脉细数是热盛阴虚之象。

治疗原则:清心补肾,交通心肾。

选方用药:黄连清心饮(《医学从众录》)加减。

黄连、生地黄、当归、党参、莲子肉、酸枣仁、远志、茯神、肉桂、甘草。

方药解析:本方以黄连清心泻火为君;配生地滋阴凉血清热为臣;佐以当归养血益阴,党参益气和中以增化源,莲子补益心脾,收涩肾精,酸枣仁、远志、茯神养心安神,肉桂少量,引火归原,合黄连为交泰丸以交通心肾;甘草调和诸药为使。全方配伍,共奏清心补肾、交通心肾之功。

5. 阴阳失调

临床表现:梦遗频作,头晕目眩,心悸易惊,失眠多梦,自汗盗汗,腰酸膝软,困倦乏力,小腹拘急,阴头寒,舌淡苔白,脉沉细弱。

证候解析:阴阳失于和调,阳气失守,阴精不能封藏,精动神摇,发生梦遗;阳气失守,卫外不固则自汗;阳不温煦,则小腹拘急,阴头寒;清阳不升,故头晕目眩;神摇于上,故失眠多梦,心悸易惊;阴液不藏,则盗汗;阴气失养,故腰酸膝软,困倦乏力;舌淡、脉沉细弱均是阴阳失调之征。

治疗原则:调和阴阳,潜镇安神。

选方用药:桂枝加龙骨牡蛎汤(《金匮要略》)加味。

桂枝、白芍、生姜、大枣、龙骨、牡蛎、炙甘草。

方药解析:本方以桂枝温通阳气以益卫,白芍益阴生津以调营,生姜助桂枝温阳化气,大枣助白芍酸甘化阴,龙骨、牡蛎潜降镇摄,安神固精,甘草调和诸药。全方共奏调和营卫、燮理阴阳、潜镇安神之效。

6. 心脾两虚

临床表现:梦遗频作,失眠多梦,心悸健忘,食少纳呆,倦怠乏力,腹胀便溏,面色萎黄,头晕目眩,舌淡齿痕,苔薄白,脉沉细而弱。

证候解析:心脾俱虚,气血不足,心神失养,神魂游荡,发为梦遗;心血不足,心神不安,魂不守舍,故失眠多梦,心悸健忘;脾气不健,运化失司,则食少纳呆,腹胀便溏;脾气虚馁,四肢肌肉失主,故倦怠乏力;气血不荣,则面色萎黄,头晕目眩;心脾两虚,气血不足,故舌淡齿痕、脉沉细弱。

治疗原则:补益心脾,安神固精。

选方用药:归脾汤(《济生方》)加减。

黄芪、党参、白术、茯神、龙眼肉、炒枣仁、远志、当归、木香、芡实、莲子肉、龙骨、牡蛎、甘草。

方药解析:本方以黄芪、党参、白术、茯神健脾益气,调脾以增化源,使气血充盛,心神得养;用龙眼肉、炒枣仁、远志、当归补心血以安心神;二者共用,互相协和,补益心脾,气血两荣;木香行气,使补而不滞;芡实、莲子肉健脾养心,补肾涩精;龙骨、牡蛎镇摄安神,收敛固精;甘草调和诸药。全方共奏补益心脾、安神固精之效。

7. 心火亢盛

临床表现:梦遗频发,多梦寐少,心悸不宁,心中烦躁,面赤口渴,口舌生疮,小便短赤,舌尖红绛,苔黄燥,脉数有力。

证候解析:心有所慕,火热渐起,心火内炽,心神不安,肾关不固,发生梦遗;心火内炽,心神不守,故多梦少寐,心悸不宁,心中烦躁;心火上炎,致面赤口渴,口舌生疮;心火下移小肠,则小便短赤;舌尖红绛、苔黄燥、脉数均为心火亢盛之征。

治疗原则:清心泻火,安神固精。

选方用药:二阴煎(《景岳全书》)加减。

生地、麦冬、黄连、玄参、酸枣仁、通草、竹叶、甘草梢、莲子肉、生牡蛎。

方药解析:本方以生地凉血养阴以制心火,黄连苦寒清心经亢热,麦冬清热养阴,共为主药;玄参养阴清热,启肾水上润于心,酸枣仁养心安神,通草清心火利小肠,共为辅药;竹叶清心除烦,草梢清热利尿和中,莲子肉养心安神固精,生牡蛎镇心安神固精,共为佐使。全方共奏清心泻火、安神固精之功。

8. 肝火扰心

临床表现:梦遗频作,失眠多梦,两胁胀痛,心烦易怒,面红目赤,口苦咽干,小便短赤,大便秘结,舌红苔黄,脉弦数。

证候解析:怒郁伤肝,气郁化火,肝火扰心,神魂不安,故失眠多梦,淫梦作泄;肝郁不舒,故两胁胀痛,心烦易怒;肝火上炎,故面红目赤,口苦咽干;肝热下行则小便短赤,大便秘结;舌红、苔黄、脉弦数均为肝郁化火之象。

治疗原则:清肝泻火,安神固精。

选方用药:龙胆泻肝汤(《兰室秘藏》)加减。

龙胆草、炒栀子、黄芩、泽泻、车前子、通草、当归、生地黄、生牡蛎、生龙骨、柴胡、甘草。

方药解析：本方以龙胆草为君药，清泻肝经郁火；栀子、黄芩清热泻火，用为臣药；泽泻、通草、车前子清热利尿，使热邪从小便而祛，生地黄、当归，养血滋阴，清热以制火，生龙骨、生牡蛎潜镇安神，固摄肾精，共为佐药；柴胡引经，甘草调和，共为使药。全方共收清肝泻火、安神固精之功。

（三）临证医案

肝火扰心病案

张某，男，32岁，1983年10月5日初诊。

患者遗精频作3个月，现面红头晕，心烦易怒，两胁胀痛，口苦口干，小便灼热短赤，舌红、苔黄厚腻、脉弦数。诊为梦遗，证属肝火扰心，治以清肝泻火、安神固精之法，以龙胆泻肝汤加减。处方：柴胡10克，龙胆草10克，生地黄15克，炒栀子10克，黄芩10克，通草10克，车前子^包10克，生甘草6克，滑石块12克，龙骨30克，牡蛎30克，川楝子10克。5剂，水煎服。

二诊：淫梦遗精止，心烦大减，胁痛减轻，小便热除。遂减龙胆草、炒栀子用量各半，加白芍15克、当归10克，以养血柔肝。患者再进10剂，诸症消失。

十二、遗 尿

遗尿又称遗溺、梦尿、尿床等，是指在睡眠中小便不自觉地遗失，而睡醒后方发觉的一种病证。

婴幼儿夜间尿床，是因为神气稚弱，肾气不充，此为常情。发育至3~5岁时，神气渐灵，肾气稍充，膀胱始能约束，夜寐尿床渐止。因此，若5岁以后仍然经常遗尿则应视为病态。遗尿者或于梦中遗尿，或无梦而尿床；有数日遗尿一次者，也有每日皆遗者；有的尿出沾衣即觉，有的床褥尽湿仍不能醒。症状轻重，不尽相同。

遗尿的发病率，男性高于女性。国外统计资料显示，5岁发生率为10%，8岁时为4%，12岁时为3%，18岁后为1%。国内对12~18岁中学生的调查发现，遗尿的发生率为3.4%。

现代医学认为遗尿可分为器质性和功能性两大类。器质性遗尿的原因有隐性脊柱裂、膀胱容积过小、膀胱炎、尿道感染、尿崩症、糖尿病、癫痫发作等，但所占比例极少。据Halgren报告，器质性遗尿仅占1%~3%，绝大多数遗尿均属功能性。遗尿与遗传因素、精神和心理因素有关，儿童遗尿还与父母对其排尿功能训练不当有关。近年来睡眠学研究发现，遗尿可发生于睡眠的各个阶段。对于功能性遗尿,药物治疗虽有一定效果,但停药后复发率很高,目前尚无根治的办法。

中医学对遗尿的认识很早,《黄帝内经》认为遗尿由膀胱不约和虚证而致。《素问·宣明五气》说:"膀胱不利为癃,不约为遗溺。"《灵枢·本输》说:"三焦者……入络膀胱,约下焦,实则闭癃,虚则遗溺。"《伤寒论》提出三阳合病会出现遗尿,其病为实所致。《诸病源候论》认为属膀胱虚冷。《寿世保元》主张因心肾气虚。总之,遗尿以虚为多见,亦有实而致病者。虚证在肾、心、脾、肺,而以肾为主,总为膀胱不能约束所致,治疗当分别脏腑,辨证施治。实证多属肝经湿热,治宜清热利湿。遗尿的患者在治疗中和痊愈后均当慎风寒,节房事,避免精神紧张和劳累过度,晚餐不宜过饱。遗尿的儿童易产生自卑心理,需进行必要的心理疏导。

(一)遗尿的病因病机

1. **脏虚不约** 《素问·灵兰秘典论》说:"三焦者,决渎之官,水道出焉。膀胱者,州都之官,津液藏焉,气化则能出矣。"若三焦气化不利,则膀胱贮藏津液的功能失职,不能约束而发生遗尿。气化失调,首先在肾。肾为水藏,居于下焦,与膀胱相表里,主司二便。肾气主下焦的气化,若肾气不足,下元虚冷,膀胱不能温煦,束约失职,则发生遗尿。脾在中焦,主运化转输水谷津液,为气机升降之枢纽。若脾气不足,气虚下陷,不能收摄,亦可致膀胱约束失司,发生遗尿。肺居上焦,为水之上源,通调水道,下输膀胱。若肺的气化失职,不能宣发肃降,也可使膀胱失司,发生遗尿。《金匮翼·癃闭遗溺》说:"脾肺气虚,不能约束水道而病为不禁者,《金匮》所谓上虚不能制下者也。"心为君主之官,是阳中之太阳。心阳不足,失于温煦,则肾水阴寒,膀胱失约,发为遗尿。《寿世保元·遗溺》说:"夫尿者,赖心肾二气之所传送,膀胱为传送之腑,心肾气虚,阳气衰冷,致令膀胱传送失度,则必有遗尿失禁之患矣。"据国外文献报道,遗尿儿童中17%~66%有家族史,证实遗尿与先天禀赋有关,先天禀赋不足,下元虚冷,是发生遗尿的重要原因。

2. **湿热迫阻** 湿热迫阻是遗尿的重要原因,多属实证。其湿热所蕴结的脏腑或在于肝,或在膀胱。肝为将军之官,性喜条达而恶抑郁。由于情志不遂,肝气郁结,或思虑过度,肝脾气结,或喜笑玩闹,情绪过于激动,以致七情内伤,五志化火,火热内迫,扰动神魂,膀胱开合失司,发为遗尿。感受外湿,蕴久化热,或脾胃不健,过食肥甘,运化失司,湿热内生,侵犯肝经,肝经湿热内迫,扰动神魂,阻滞膀胱,开合失司,发为遗尿。膀胱为州都之官,津液藏焉。若湿热外袭或湿热内生,下流膀胱,膀胱被湿热之邪阻迫,开合失司,也会发生遗尿。遗尿由湿热迫阻而致者属实证,临床较为少见,但湿热为病是不容忽视的因素。

（二）遗尿的辨治

1. 脾肾两虚

临床表现：睡中遗尿，醒后始觉，遇冷加重，肢冷畏寒，神疲乏力，面色㿠白，大便溏薄，小便清长，舌淡苔白，脉沉迟无力。

证候解析：脾肾阳虚，膀胱失于温摄，关门失控，故睡中遗尿，醒后始觉，遇冷加重；肾阳不足，则肢冷畏寒，面色㿠白；脾阳不足，可见神疲乏力，大便溏薄；气不化水，故小便清长；舌淡苔白、脉沉迟无力，是脾肾两虚之象。

治疗原则：温补脾肾，摄泉止遗。

选方用药：黄芪束气汤（《儿科要方》）加减。

黄芪、党参、升麻、补骨脂、益智仁、北五味子、肉桂、白芍。

方药解析：本方以黄芪、党参补中益气，健脾以摄膀胱，升麻升提中气以助之；补骨脂、益智仁、五味子补益肾气，收敛缩泉，以固水道；肉桂温补真元之气；白芍酸收养血，以防温补之偏。全方共奏补脾益肾、摄泉止遗之效。

2. 下元虚冷

临床表现：梦中遗尿，醒后始觉，面色㿠白，畏寒肢冷，腰膝冷痛，智力迟钝，夜尿频多，舌淡苔白，脉沉细无力，尺部尤甚。

证候解析：肾阳不足，下元虚冷，水不化气，膀胱开合失司，故梦中遗尿而不自知；阳虚则生内寒，不能温煦，故面色㿠白，畏寒肢冷，腰膝冷痛；肾虚精亏，脑髓失充，故智力迟钝；肾阳亏虚，失于固摄，故夜尿频多；舌淡苔白、脉沉细无力、尺部尤甚，为肾虚阳衰之征。

治疗原则：温阳益肾，固涩小便。

选方用药：家韭子丸（《三因极一病证方论》）加减。

韭子、鹿茸、肉桂、干姜、巴戟天、熟地、当归身、肉苁蓉、菟丝子、牛膝、桑寄生、杜仲。

方药解析：本方以韭子、鹿茸、肉桂、干姜、巴戟天共用，温补肾阳，大壮元真之气；又以熟地黄、当归身、肉苁蓉、菟丝子、牛膝、桑寄生、杜仲之属补肾填精，于阴中求阳，俾精充则气旺。阴阳相互配合，共奏温阳益肾、固涩小便之效。

3. 脾肺气虚

临床表现：睡中遗尿，遇劳则发，神疲乏力，气短懒言，自汗畏风，食欲不振，大便溏薄，舌淡有齿痕，苔白，脉缓无力。

证候解析：脾肺气虚，气不收摄，膀胱开合失调，发生遗尿；劳则气耗，收摄无权，故遇劳则发；脾肺气虚，故神疲乏力，气短懒言；肺气不足，卫外不固，则自汗畏风;脾气虚而不运,故食欲不振,大便溏薄;舌淡齿痕、脉缓无力为气虚之象。

治疗原则:补脾益肺,收摄小便。

选方用药:补中益气汤(《脾胃论》)加味。

黄芪、党参、白术、山药、莲子、扁豆、陈皮、益智仁、五味子、升麻、柴胡。

方药解析:本方以黄芪补脾益肺,用为君药;党参、白术健脾益气,以助中气生化之源,用为臣药;山药、莲子健脾益气,养心益肾,收涩小便,扁豆健脾利湿,陈皮理气化湿使补而不壅,益智仁、五味子温中收涩、缩泉固脬,共为佐药;柴胡、升麻升举下陷的清阳之气,用为使药。全方共奏补脾益肺、收摄小便之效。

4. 阴阳失调

临床表现:梦中遗尿,醒后方觉,睡眠不宁,乱梦纷纭,精神不振,倦怠乏力,头晕健忘,舌淡苔白,脉细弱。

证候解析:阳入于阴则寐,阴阳失于和调,神魂不宁,影响下焦水道,关门失控,则发生遗尿;神魂不宁,故睡眠不安,乱梦纷纭;阴阳失调,寐少梦多,因而精神不振,倦怠乏力;阴失所养,阳气不升,故头晕健忘;舌淡、脉细弱均为阴阳不和所致。

治疗原则:调和阴阳,安神摄尿。

选方用药:桂枝加龙骨牡蛎汤(《金匮要略》)加减。

桂枝、白芍、生姜、大枣、炙甘草、生龙骨、生牡蛎、益智仁、桑螵蛸、五味子。

方药解析:本方以桂枝汤调和营卫,燮理阴阳,阴阳互济,阴平阳秘,遗尿可止;配伍生龙骨、生牡蛎镇肝宁心,安神宁魂,收敛缩泉;加益智仁、桑螵蛸、五味子补肾固涩,缩泉止遗。全方共奏调和阴阳、安神摄尿之效。

5. 肝经湿热

临床表现:梦中遗尿,夜卧不宁,头晕目赤,口苦口黏,胁肋胀痛,急躁易怒,小便短赤腥臊,舌质红,苔黄腻,脉弦数。

证候解析:湿热蕴结肝经,熏蒸于内,神魂不安,故梦中遗尿,夜卧不安;湿热上扰,则头晕目赤,口苦而黏;胁肋为肝经循行之所,湿热蕴结肝经,经脉不畅,故胁肋胀痛;肝气条达舒畅之性被抑,火热内迫,故急躁易怒;湿热下注膀胱,则见小便短赤腥臊;舌红、苔黄腻、脉弦数为肝经湿热所致。

治疗原则:清热利湿,和肝宁神。

选方用药:龙胆泻肝汤(《兰室秘藏》)加减。

龙胆草、炒栀子、黄芩、泽泻、车前子、通草、六一散、当归、生地黄、生牡蛎、生龙骨、柴胡。

方药解析:本方以龙胆草清肝泻火燥湿,用为君药;炒栀子、黄芩清热泻火燥湿以助龙胆草,共为臣药;泽泻、通草、车前子、六一散清热利小便,使湿热从水道而祛,生地、当归养阴和血,龙骨、牡蛎潜阳重镇以安神魂,柴胡引药入肝经,共为佐使。全方共奏清热利湿、和肝宁神的功效。

6. 热结膀胱

临床表现:梦中遗尿,睡卧不宁,小便混浊短赤,尿频,尿急,尿痛,或淋漓不畅,尿道灼热,小腹胀痛,舌红,苔黄腻,脉滑数。

证候解析:湿热蕴结膀胱,开合失司,故见梦中遗尿;湿热蕴结,蒸扰神魂,故睡卧不宁;湿热阻滞,熏灼津液,下迫尿道,故小便混浊短赤,尿急,尿频,尿痛,淋漓不畅,尿道灼热;湿热蕴结于小腹,故小腹胀痛;舌红、苔黄腻、脉滑数均为热结膀胱之象。

治疗原则:清热利湿,通淋止遗。

选方用药:萆薢分清饮(《医学心悟》)加减。

萆薢、黄柏、石菖蒲、茯苓、白术、莲子心、丹参、车前子、六一散。

方药解析:本方以萆薢清热利湿化浊,用为君药;黄柏清热利湿以助祛除湿热,澄水道,石菖蒲芳香开窍而通心气,共为臣药;茯苓、白术健脾化湿,以利输导,莲子心清心泻火,丹参养血和血,车前子清热利湿,六一散清利小便,共为佐使。全方共奏清热利湿、通淋止遗之功。

(三) 临证医案

1. 脾肺气虚病案

马某,女,9岁,1976年7月3日初诊。

患儿宿来偶有遗尿,10天前饮食不慎,吐泻频作,经治疗吐泻止,其后尿床明显增多。现面色萎黄,形体消瘦,神疲乏力,气短懒言,纳谷不馨,脘腹胀满,大便溏,畏风多汗,舌淡,苔白中厚,脉沉无力。诊为遗尿,证属脾肺气虚,治以补脾益肺、收摄小便之法。处方:黄芪10克,白术6克,防风3克,党参6克,茯神6克,藿香3克,山药10克,莲肉6克,桑螵蛸10克,益智仁3克。3剂,水煎服。

二诊:遗尿未作,汗出畏风消失,精力有增,食纳增加。嘱再服5剂。

三诊:未见遗尿,面色黄,仍消瘦,余症尽失。半年后随访,遗尿偶于劳累时发作。

2. 热结膀胱病案

胡某,男,6岁,1991年9月15日初诊。

患儿近10天小便时有混浊,夜间遗尿于床,今来门诊。面赤体丰,小便短赤而频,自觉灼热,舌红,苔黄腻,脉滑数。诊为遗尿,证属热结膀胱,治以清热利湿、通淋止遗之法。处方:萆薢5克,盐黄柏3克,车前子6克,石菖蒲3克,熟大黄 2 克,通草 3 克,滑石块 9 克,甘草梢 3 克。3 剂,水煎服。

二诊:小便清,遗尿止,舌质稍红,苔黄腻,脉数而细。上方去熟大黄,加生地黄 9 克,再进 3 剂。药后诸症痊愈,随访 2 个月未复发。

十三、龂齿

龂齿又称齿龂、齚齿、啮齿、嘎齿、磨牙、咬牙等,是指在睡眠中患者不自觉地上下牙齿相互磨切不停,发出刺耳磨牙声的一种病证。

龂齿的患者经常磨牙,甚则闭目则咬牙,整夜不停,声音低钝刺耳,影响他人睡眠,而对自己的睡眠毫无影响,醒后对磨牙全然不知。龂齿过甚,日间会感觉疲乏,颌部酸痛,长期磨牙会造成牙齿磨损或松动。

龂齿在临床中比较常见,而大多数患者并未进行治疗。据国内对中学生的调查表明,龂齿的发生率高达 22%,男女之间没有显著性差异,12～14 岁的发生率显著高于 15～18 岁。

现代研究表明,患者龂齿时并未作梦,脑电波也未见异常改变,属睡眠中的功能失调。龂齿可发生于睡眠的各个阶段,以 NREM 睡眠的第二期为主。大多数龂齿患者并无明显的发病原因,少部分患者发病与精神刺激、肠道寄生虫病及睡前饮酒有关。由于病因不清,因此缺乏针对性的治疗方法,服用镇静安眠药物多不能减轻或终止发作,磨牙较甚者常采用橡皮口塞以保护牙齿。

中医学对龂齿的认识起始于汉代,《金匮要略》中已经有了明确的记载,主张肠胃实热致龂齿发生。《诸病源候论·牙齿病诸候》说:"龂齿者,睡眠而相磨切也。此由血气虚,风邪客于牙车筋脉之间,故因睡眠气息喘而邪动,引其筋脉,故上下齿相磨切有声,谓之龂齿。"认为是由血气虚而风邪客所致。《杂病源流犀烛·唇舌病源流》指出"齿龂,乃睡中上下齿相磨有声,由胃热故也。"由此可见,龂齿一病有因实而致者,有因虚而致者,而以实热为主。因实而致病者,以胃热炽盛、饮食积滞、蛔虫内扰为常见;因虚而致者,常见气血阴液不足。治疗则宗辨证论治之旨,以清热泻火、消食导滞、安蛔健脾及补益气血阴液为法。

龂齿对青少年患者的身心健康有一定的不良影响,应注意心理疏导。

(一)龂齿的病因病机

1. 邪扰肠胃 邪扰肠胃,是发生龂齿的主要病因。牙齿为骨之余,主于肾脏,但与肠胃有着密切的联系。大肠手阳明之脉,其支者入下齿中,环出挟口交于人中,上挟鼻孔;胃足阳明之脉,起于鼻之交频中,下循鼻外,入上齿中,还出挟口环唇,下交承浆。邪扰肠胃而发生龂齿,即与大肠经和胃经的循行部位有关。邪扰肠胃主要有肠胃实热、饮食积滞和蛔虫上扰等因。感受外邪,入里化热,或恣食辛辣及肥甘厚味,积热于中,或五志过极,化火生热,或燥热实火结于大肠,热邪循经上扰神明,充盛于经络,致使夜寐龂齿不止。饮食不节,损伤脾胃,或脾胃虚弱,运化失司,饮食积滞胃肠,胃不和则卧不安,扰动心神,发为龂齿。饮食不洁,感染寄生虫,或湿热阻滞,滋生蛔虫,虫积肠胃,胃失和降,扰动心神,发生龂齿。

2. **正虚失养** 正气虚弱,经络不畅,筋脉失养,是龂齿发生的重要原因。正气虚弱而致龂齿,可有气血不足和肝肾阴虚两因。气主煦之,血主濡之,气血两虚,气不能温煦,血失其濡养,筋脉失养而拘急抽搐,发生龂齿。肾主骨生髓,齿为骨之余,肝藏血,濡养筋脉。若肝肾不足,筋脉失养,拘急挛缩,齿骨失于滋润而濡动抽颤,发生龂齿。气血不足及肝肾阴虚而发生的龂齿,是由齿骨筋脉失养所致,故其牙齿切磨活动轻微,声音低沉,时断时续,不与邪扰肠胃者相同。

(二)龂齿的辨治

1. 胃热炽盛

临床表现:睡眠不安,嘎嘎龂齿不停,消谷善饥,胃中嘈杂,口气秽浊,口渴喜饮,恶心欲呕,心中烦躁,舌红苔黄,脉洪大或滑数。

证候解析:胃中实热蕴积,沿络熏蒸,扰乱神明,心神失主,故胃不和则卧不安,龂齿嘎嘎有声,不能休止;胃中积热,故消谷善饥;胃热腐谷,故胃中嘈杂,口气秽浊;热能耗津,故口渴喜饮;胃热气冲,胃失和降,则恶心欲呕;胃热扰心,则烦躁不安;舌红、苔黄、脉洪大或滑数俱为胃中积热之象。

治疗原则:清热泻火,和胃安神。

选方用药:清胃散(《兰室秘藏》)加味。

黄连、生地黄、生石膏、牡丹皮、当归身、炒栀子、葛根、升麻、代赭石。

方药解析:本方以黄连苦寒清泻胃中积热,兼以清心,用为君药;生地黄清热凉血、滋阴养血,生石膏清胃除烦,牡丹皮凉血清热,共为臣药;当归身养血和血,炒栀子善清利三焦湿热,葛根、升麻散火解毒生津,代赭石重镇安神、降逆和胃,共为佐使。全方共奏清热泻火、和胃安神之效。

2. 大肠热结

临床表现:睡眠不安,龂齿不休,腹部胀满,口干烦渴,大便秘结,小便短赤,舌红苔黄厚而干,或有芒刺,脉滑数有力。

证候解析:热结大肠,阳明腑实,热浊循经上扰,发生龂齿,睡眠不安;大肠积热成实,故腹部胀满,大便秘结;热结津伤,故口干烦渴,小便短赤;舌红苔黄厚而干、或见芒刺、脉滑数有力均为大肠热结之象。

治疗原则:荡涤腑实,清热安神。

选方用药:小承气汤(《伤寒论》)加味。

大黄、厚朴、枳实、槟榔、莱菔子、玄参、白芍、代赭石。

方药解析:本方用大黄为君药,釜底抽薪,泻热通便;厚朴、枳实消痞除满,行气散结,助大黄推荡热结下行,共为臣药;槟榔、莱菔子下气消积,推陈致新,玄参、白芍养血滋阴,增水行舟,代赭石镇肝息风降逆,共为佐使。全方共收荡涤腑实、清热安神之功。

3. 食积脾胃

临床表现:夜卧不安,龄齿有声,脘腹胀满,嗳腐吞酸,厌食腹痛,大便糟粕不化,舌苔厚腻,脉滑。

证候解析:饮食不节,暴饮暴食,以致食积不化,损伤脾胃,胃不和则卧不安,发生龄齿;食积中脘,故脘腹胀满,嗳腐吞酸,不欲饮食;脾胃损伤,糟粕不化,故腹痛飧泄;饮食停滞,故舌苔厚腻,脉见滑象。

治疗原则:消食导滞,和胃安神。

选方用药:保和丸(《丹溪心法》)合枳实导滞丸(《内外伤辨惑论》)加减。

山楂、槟榔、神曲、枳实、半夏、陈皮、炒白术、茯苓、莱菔子、黄连、连翘。

方药解析:本方以山楂消饮食积滞,尤善消肉食油腻之积,槟榔行气消胀,导积化滞,共为君药;神曲消食健脾,更化酒食陈腐,枳实行气消积除胀满,助君药之功,用为臣药;半夏、陈皮和胃化痰,健脾燥湿,白术、茯苓健脾益气,莱菔子消食除胀下气,黄连、连翘清除食积之蕴热,共为佐使。全方配伍,共奏消食导滞、和胃安神之功。

4. 肝经湿热

临床表现:睡卧不宁,龄齿有声,两胁胀痛,烦躁易怒,腹胀呕恶,口苦纳呆,大便不爽,小便短赤,舌红,苔黄腻,脉弦数。

证候解析:湿热蕴结肝经,疏泄失职,热邪湿滞蒸迫,神魂不安,故睡卧不宁,龄齿有声;湿热阻络,肝经不通,故两胁胀痛;肝失疏泄,热势内迫,故烦躁易怒;湿热困脾,气机不畅,升降失职,故腹胀呕恶,口苦纳呆,大便不畅,小便短赤;舌红、苔黄腻、脉弦数均是肝经湿热之征。

治疗原则:清利湿热,安魂宁神。

选方用药:龙胆泻肝汤(《兰室秘藏》)加减。

龙胆草、黄芩、炒栀子、泽泻、通草、车前子、滑石、当归、珍珠母、柴胡、甘草。

方药解析:本方以龙胆草清利肝经湿热为君;黄芩、炒栀子苦寒泻火利湿为臣;泽泻、通草、车前子、滑石清热利湿,当归养血润燥,珍珠母镇肝宁心,安抚神魂,共为佐药;柴胡引经入肝,甘草调和诸药为使。全方共奏清利湿热、安魂宁神之效。

5. 蛔虫上扰

临床表现：睡中龀齿，胃脘嘈杂，腹痛时作，面黄肌瘦，舌淡苔白，脉弦滑，便检可有蛔虫卵。

证候解析：饮食不洁，感染蛔虫，虫积于肠，上扰胃腑，胃气不和，睡卧不安，遂见龀齿；蛔虫上扰，故胃脘嘈杂；蛔虫扰动，故腹痛时作；虫伤脾胃，精微被耗，故面黄肌瘦；蛔虫消耗，气血不足，故舌淡；虫动腹痛，则脉弦滑。

治疗原则：驱虫安蛔，健脾和胃。

选方用药：乌梅丸（《伤寒论》）加减。

乌梅、花椒、细辛、干姜、桂枝、附子、黄连、黄柏、党参、当归。

方药解析：本方重用乌梅，虫遇酸则伏而不动；花椒、细辛杀虫；干姜、桂枝、附子温脏祛寒；黄连、黄柏苦寒燥湿杀虫，虫遇苦则下；党参、当归补益气血以复其原。全方共用，收驱虫安蛔、健脾和胃之效。

6. 气血两虚

临床表现：睡眠不安，龀齿声低断续，头晕目眩，心悸怔忡，少气懒言，神疲乏力，手足麻木，面色苍白，舌淡，苔白，脉细弱。

证候解析：气血不足，心失所养，心神不守，魂魄游荡，故发龀齿；气血不足，故龀声低而断续；气血不能上荣头面，故头晕目眩，面色苍白；气虚则少气懒言，神疲乏力；血虚气少，心失所养则心悸怔忡，筋脉失养则手足麻木；舌淡、脉细弱为气血不足之象。

治疗原则：益气养血，宁心安神。

选方用药：八珍汤（《正体类要》）加味。

党参、白术、茯苓、当归、川芎、白芍、熟地、生龙骨、生牡蛎、炙甘草。

方药解析：本方是气血双补之剂，以党参、白术、茯苓、甘草四君子补中益气，当归、川芎、白芍、熟地黄四物汤补血调血；加用生龙骨、生牡蛎镇肝宁心安神。全方大补气血，使心神安定，则龀齿自止。

7. 肝肾阴虚

临床表现：夜寐不安，龀齿时作，多梦健忘，头晕耳鸣，口燥咽干，腰膝酸软，舌红少苔，脉沉细数。

证候解析：肝肾阴虚，失其濡养，筋脉拘急，神魂不安，故夜寐不安，龀齿时作时止；肝肾不足，髓海空虚，故脑转耳鸣，健忘；肝肾两虚，肝魂失养，故魂不守舍而多梦；阴虚水少则津不上承，故口燥咽干；肝肾阴虚，筋骨失养，故腰酸膝软；舌红少苔、脉沉细数是肝肾阴虚所致。

治疗原则：滋补肝肾，安神宁魂。

选方用药：杞菊地黄丸（《医级》）加减。

熟地黄、山茱萸、山药、丹皮、泽泻、茯神、枸杞子、菊花、珍珠母、琥珀粉。

方药解析:本方以六味地黄滋补肾阴,养肝柔肝,加枸杞子补肝之阴血,菊花稍清虚热,以珍珠母、琥珀粉镇肝安神宁魂。全方合用,共奏滋补肝肾、安神宁魂之功。

(三) 临证医案

1. 胃热炽盛病案

杨某,男,10 岁,1993 年 5 月 20 日初诊。

患儿 7 天前进食较多羊肉串后胃脘胀痛,呕吐后胃痛渐安,而 3 天来夜寐龂齿不休。家长不知其理,恐惧来诊。患儿口气重,胃中嘈杂,不思饮食,舌红苔黄腻,脉滑数。诊为龂齿,证属胃热炽盛,治以清热泻火、和胃安神之法,用清胃散加减。处方:黄连 2 克,生石膏 20 克,炒栀子 3 克,生地黄 6 克,丹皮 6克,熟大黄 3 克,莱菔子 12 克,焦山楂 10 克,炒神曲 10 克,谷麦芽^各 10 克,龙骨 15 克,藿香 6 克,六一散^包 10 克。5 剂,水煎服。

二诊:龂齿大减,嘈杂感消失,纳谷有增,舌红,苔薄黄,脉滑小数。思其胃热见撤,可循前法,上方去熟大黄、莱菔子,生地黄加至 10 克,再进 5 剂。药后龂齿未作,夜寐安和,诸症消失。

2. 大肠热结病案

马某,女,6 岁,1976 年 7 月 12 日初诊。

患儿发热,谵语,龂齿嘎嘎两天,曾用中西药物治疗未效,今来门诊。发热(体温 38.7℃),头汗出,神志恍惚,谵语时作,龂齿有声,腹部胀满,按之疼痛,大便两日未行,小便黄少,舌质红绛,苔黄厚腻,脉细数。诊为龂齿,证属大肠热结,治以荡涤腑实、清热安神法,处方:生大黄 5 克,枳实 6 克,厚朴 4.5 克,槟榔 3 克,大腹皮 6 克,莱菔子 15 克,炙甘草 3 克。水煎 2 次,取药液 150 毫升,保留灌肠,另以安宫牛黄丸半丸化水灌服。

患儿用药一小时后大便一次,稀水夹硬块,量多,便后周身有汗,其热即减,神识清,谵语止,龂齿未作。后以四君子汤合保和丸调理,3 天后康复。

3. 食积脾胃病案

陈某,男,5 岁,1988 年 9 月 21 日初诊。

患儿宿有龂齿,偶尔发作,近一周来加重,每晚皆作,声音响亮,脘痞胸闷,不思饮食,腹部胀满,大便不畅,恶臭难闻,神疲乏力,面色萎黄,舌淡胖齿痕,苔薄白腻,脉滑小数。诊为龂齿,证属食积脾胃,治以消食导滞、和胃安神法,以保和丸合枳实导滞丸加减。处方:焦山楂 6 克,炒神曲 6 克,炒谷芽 10 克,炒麦芽 10 克,莱菔子 10 克,炒白术 10 克,茯苓 10 克,枳壳 3 克,党参 5 克,甘草 3 克。5 剂,水煎服。

二诊:药后大便通畅,脘腹胀满消失,纳谷增加,龂齿停止发作。以前方去莱菔子,加鸡内金 6 克,再进 5 剂,服后遂安。

4. 蛔虫上扰病案

马某,女,10 岁,1976 年 3 月 4 日初诊。

患儿时有腹痛,纳谷消瘦,腹部胀大,面色萎黄,或有蛔虫随大便而下,夜寐不安,龄齿梦呓,舌淡苔白,脉细弦。诊为龄齿,证属蛔虫上扰,治以驱虫安蛔、健脾和胃,予乌梅丸每服 1 丸,日 2 次,连服 5 天。

二诊:龄齿梦呓消失,腹痛未作。再予每服乌梅丸 1 丸、香砂六君子丸 20 粒,每日 2 次,连服 5 天。半年后随访,患儿龄齿、梦语未作,腹痛已愈,面润体丰。

5. 气血两虚病案

刘某,女,36 岁,1976 年 4 月 7 日初诊。

患者半月前月经出血过多,西医诊为功能失调性子宫出血,经治疗出血渐止,然心悸气短,头晕目眩,神疲乏力,夜寐不安,近 1 周夜寐多梦,龄齿时作时止,梦语,醒后疲乏无力,昏沉倦怠,舌淡,苔薄白,脉沉细弱,化验血红蛋白 87g/L。诊为龄齿,证属气血两虚,治以益气养血、宁心安神之法,方用八珍汤加减。处方:黄芪 20 克,当归 10 克,党参 10 克,炒白术 10 克,茯神 15 克,熟地黄 15 克,枸杞子 10 克,川芎 6 克,白芍 12 克,生龙牡^各30 克,柴胡 6 克。3 剂,水煎服。

二诊:患者药后精神见增,头晕目眩减轻,夜间仍有龄齿或梦语,舌淡,苔薄白,脉沉细弱。上方加琥珀粉^{分冲}3 克,再进 5 剂。

三诊:药后夜寐渐安,心悸消失,偶见梦语,精神恢复,舌淡苔白,脉沉细弱。要求丸药调理。予人参归脾丸、天王补心丹每服各 1 丸,日 2 次,连服 10 天。2 个月后患者来诊治感冒,询之夜寐安,未见龄齿、梦语发生。

6. 肝肾阴虚病案

赵某,女,47 岁,1989 年 12 月 3 日初诊。

患者 2 个月来夜寐不安,失眠多梦,易醒,时有龄齿,头晕目眩,两目干涩,阵发头面烘热,自汗,腰膝酸软,口干咽燥,急躁易怒,舌红有裂纹,苔少,脉沉细无力。询之,月经近半年紊乱,4 个月未行。诊为龄齿,证属肝肾阴虚,治以滋补肝肾、安神宁魂,予杞菊地黄丸加减。处方:生熟地^各15 克,山茱萸 10 克,山药 15 克,丹皮 10 克,茯神 15 克,枸杞子 10 克,当归身 12 克,生龙牡^{各先煎}30 克,白芍 15 克,夜交藤 30 克,砂仁 3 克,五味子 3 克。5 剂,水煎服。

二诊:患者烘热汗出,急躁减轻,遂守法再进。上方加减共进 30 剂,夜寐安,诸证除。

(高峰 王彬 整理)

下篇　徐凌云治疗睡眠障碍的临床经验

徐凌云学术思想渊源

一、调气积精全神学术思想

    徐教授治疗睡眠障碍的学术思想源于董德懋老师"调气积精全神"学术思想。"调气积精全神"学术思想源自《素问·上古天真论》"呼吸精气,独立守神,肌肉若一","积精全神,游行天地之间,视听八达之外",以及《勿药元诠》中调息、养生等认识。徐教授认为:精、气、神为人之三宝,是人体生命活动的根本所在。古人云:"天有三宝——日月星,人有三宝——精气神"。精是构成人体与营养人体的精微物质,是人体生命活动的基础。精来源于先天,禀受于父母,内藏于肾及五脏。《灵枢·经脉》说:"人始生,先成精,精成而脑髓生,骨为干,脉为营,筋为刚,肉为墙,皮肤坚而毛发长"。既生之后,精在生命活动中不断地消耗,依赖后天水谷精微不断地滋养和补充。气是指人体脏腑的功能活动,同时也是流动着的精微物质。气分为原气、宗气、营气、卫气,四者既相互联系,又有所区别。神是人体生命活动的外在表现,同时又是精神、意识、知觉、运动等一切生命活动的主宰。神舍于心,所以心脏为君主之官。精化生气,提供生命活动的动力。生命活动的主宰和生命活动的表现是神。因此,精气神三者互相资生,精充则气足而神全,是人体健康的保证;精亏气虚神耗,是人体衰老的原因。精气神是生命存亡的关键所在。

    张景岳言:"夫百病皆生于气,正与气之为用,无所不至,一有不调则无所不病。故其外有六气之侵,在内有九气之耗,为虚,为实,为寒,为热,至其变化,莫可名状,欲求其本,则只求一'气'字,足以尽之,盖不调之处,即病所在之处。"气机的失常,与人体的精神活动密切相关。所谓调气,即是调整呼吸,呼出人体之浊气,吸入天地之精气。故气聚精盈则神旺,气散精衰则神去。《素问·上古天真论》有"呼吸精气"之论,即是调息以调气之法。积精是指通过调气则精旺,调气积精则神全,以保持健康,祛病延年。《景岳全书·传忠录》认为:"盖精能生气,气能生神,营卫一身,莫大乎此。故善养生者,必保其精,精盈则气盛,气盛则神全,神全则身健,身健则病少,神气坚强,老而益壮,皆本乎精。"神是生命活动的外在表现,又是精神、意识、思维活动等的主宰。调气积精,则可以全神,神宁则眠自安。据此徐教授创立了调气宁神养生操,教授失眠患者习之,在药物治疗的同时配合运用收到良好效果。

徐教授治疗失眠,在药物治疗的基础上,每嘱患者在身体许可的情况下,坚持做调气宁神养生操以提高疗效,并亲自示范,授以要领,和患者共同练习。要领如下:两腿分开与肩平,稍屈膝,双手自然抱球置于胸前,舌尖抵上腭,双目平视微闭,排除杂念,意守丹田,用鼻呼吸,吸气要深至丹田,呼气则要缓,吸与呼之比为1∶3,反复练习,逐渐增加,每次锻炼10~30分钟,每日2次。做操时间长短随宜,以做后周身舒适、头清目明、思维敏捷、精力充沛为度。徐教授非常赞赏苏东坡的《养生颂》,常嘱病人"已饥方食,未饱先止,散步逍遥,务令腹空",强调摄生调养配合治疗获得满意的效果。

二、对睡眠障碍的认识和治疗

中医对睡眠的认识始于《黄帝内经》,汉代张仲景创黄连阿胶汤、酸枣仁汤等方现仍在临床广泛应用。中医药治疗失眠具有很好的疗效。徐教授对睡眠障碍的认识和治疗理论如下:

徐教授重视阴阳在睡眠中的主导作用。《灵枢·口问》说:"阳气尽,阴气盛,则目瞑;阴气尽而阳气盛,则寤矣。"睡眠是人体阳气入于阴分的外在表现,其中阴阳跷脉起着重要的作用。《灵枢·寒热病》说:"阴跷阳跷,阴阳相交,阳入阴,阴出阳,交于目锐眦,阳气盛则瞋目,阴气盛则瞑目。"对睡眠障碍的认识,徐教授秉承《内经》思想,认为人体阴阳失于和调,如老者之气血衰、脏有所伤、及精有所之寄、肺气盛、胃不和,则卧不安宁。

1. **阴虚失眠** 阳入于阴则寐,阳出于阴则寤。阴气虚,阳不能入于阴,或阴不敛阳,则失眠。如《灵枢·大惑论》说:"卫气不得入于阴,常留于阳。留于阳则阳气满,阳气满则阳跷盛,不得入于阴则阴气虚,故目不瞑矣。"

2. **胃不和失眠** 胃为五脏六腑之海,其气以和降下行为顺,胃气不降,逆而上行,枢机不利,阴阳失调,则睡卧不安。《素问·逆调论》:"阳明者,胃脉也。胃者六府之海,其气亦下行,阳明逆不得从其道,故不得卧也。《下经》曰:'胃不和则卧不安',此之谓也。"

3. **阳虚多寐** 阴阳和调,寐寤自然,精神饱满。阳气日间营运于外,阳虚则气血懈惰,精神失养,心神不精,发为多寐。如《灵枢·天年》说:"六十岁,心气始衰,苦忧悲,血气懈惰,故好卧。"而《灵枢·大惑论》也说:"卫气留于阴,不得行于阳。留于阴则阴气盛,阴气盛则阴跷满,不得入于阳则阳气虚,故目闭也。"

4. 湿重多寐 湿为阴邪,其性壅滞黏腻,阻塞阳气,影响阳气的运行和敷布;湿邪内生,壅遏中焦,气机升降失调,其气不清,亦致多寐。《灵枢·大惑论》说:"肠胃大,则卫气行留久……夫卫气者,昼日常行于阳,夜行于阴,故阳气尽则卧,阴气尽则寤。故肠胃大,则卫气行留久;皮肤湿,分肉不解,则行迟。留于阴也久,其气不清,则欲瞑,故多卧矣。"又说:"邪气留于上焦,上焦闭而不通,已食若饮汤,卫气留久于阴而不行,故卒然多卧焉。"

徐教授治疗失眠,本《内经》"其治疗补其不足,泻其有余,调其虚实,以通其道而去其邪则愈"之论,遵董老之经验,注重心肝肾脾胃胆诸脏腑。在心则滋养心阴心血,清心镇心;在肝则养肝血,滋肝阴,平肝镇肝;在肾则滋阴潜阳,交通心肾;在脾则健脾益气,养血安神;在胃在胆则温胆和胃,化痰安神。例如:

1. 失眠,精神亢奋,急躁善怒,烦扰不安者,责在于肝,宜平肝潜阳,镇静安神,用磁朱丸。失眠,惊狂心悸,躁扰不宁者,宜滋阴安神,镇惊定悸,用珍珠母丸。失眠多由心肝两脏互相影响,故重镇之镇肝与镇心,重镇与滋养,往往同时合用。镇心安神,滋阴清热,用朱砂安神丸;失眠,心悸,心神不安,可用朱砂、磁石、龙齿、珍珠母等镇心之药,亦可合入酸枣仁、远志等养心之品。

2. 神志不宁,表现为惊悸健忘,恍惚失眠者,责在于心,宜滋养。思虑太过,心阴损耗者,宜滋阴清热,补心安神,用天王补心丹。思虑太过,心脾耗损,大便溏者,宜健脾生血安神,用人参归脾丸。心血不足,出现燥象,当养心润燥,用当归、地黄、麦冬、五味子、酸枣仁、柏子仁;补心气血,可用人参、黄芪、桂圆肉、当归、地黄。肝血不足,心烦不眠者,宜养血安神,清热除烦,用酸枣仁汤。滋补心肾,用柏子仁丸。

3. 痰湿壅遏,表现为胸膈满闷,易醒易惊,不得安寐者,责在于胃胆,宜和胃温胆,化痰和中,与安神药合用,其效更佳。和胃温胆,可用二陈汤、温胆汤、苓桂术甘汤。痰湿壅遏,脘闷不舒者,重在和胃化痰,理气燥湿,宜用温胆汤合平胃散。痰湿化热者,用黄连温胆汤。胃气不降,食滞不和者,用平胃散合保和丸加减。

(李艳斐　整理)

徐凌云医论医话

一、从五脏论治失眠

睡眠是人体的生命活动形式。失眠与五脏六腑的功能失调有关,其中与心肝胆脾胃肾最为密切,治疗要调和阴阳,注重脏腑。

从心论治宜清心、养心、宁心。清心常用泻火导热清心安神、滋阴降火清心安神、化痰泻浊清心安神等法;养心常用补益心气养心安神、滋养心血养心安神、温补心阳养心安神、滋补心阴养心安神等法;宁心常用龙骨、牡蛎等重镇安神药,或炒枣仁、柏子仁、夜交藤、远志等滋养安神药,或定志丸等补心定志宁心安神。

从肝论治有清肝、柔肝、疏肝、平肝。清肝泻火,邪热去则魂归神安,常用丹皮、炒栀子、龙胆草;养肝和血,肝血足则魂藏,常用白芍、当归、枸杞子;疏肝理气,肝气和则魂安,多用柴胡、枳实、香附;平肝潜阳,肝阳平则魂宁,多用羚羊角、珍珠母、生牡蛎。从胆论治分温胆、清胆、利胆。因肝胆气机郁结,木郁土壅湿聚,是为酿痰化热之源,痰与火热合邪,扰动心神遂致失眠。凡属痰热扰心、心虚胆怯、胆气郁阻、胃气失和之失眠徐教授每用温胆汤加减治疗收到较好效果。

从脾胃论治当补脾、运脾、和胃、通腑,调理脾胃以复其常,人即安眠。补脾可用四君子汤;运脾可用六君子汤;和胃选用平胃散、半夏泻心汤之类;通腑常用酒大黄、熟大黄、莱菔子、火麻仁等。

从肾论治宜滋阴潜阳、泻南补北、交通心肾,引火归原则神静。常用杞菊地黄丸、黄连阿胶汤、交泰丸等方剂。

徐教授常用安眠药对:黄连、肉桂;半夏、夏枯草;菖蒲、远志;黄连、阿胶;半夏、秫米。

二、女性失眠辨治

失眠是临床常见病、多发病。失眠的患者中,女性明显多于男性,老年人显著高于青年人。从《黄帝内经》《难经》开始，人们对老年失眠的论述较多，而对妇女失眠的关注较少。徐教授长期从事失眠的临床和研究工作，认为女性失眠与男性存在诸多差异，其治疗也有相应的差别。明确女性失眠的特点，对其治疗大有裨益。对女性失眠的特点论述如下。

1. 女性失眠的生理因素　人有阴阳之分，男子为阳，女子为阴。男性阳刚，女性阴柔。人体脏腑，女子所独具者，有奇恒之腑女子胞，故女子有经孕产乳的生理功能。冲为血海，任主胞胎。《素问·上古天真论》言：（女子）"二七而天癸至，任脉通，太冲脉盛，月事以时下，故有子。"经前气血蕴壅，易郁易躁；经后血海亏空，或虚或疲。十月妊子，气血养胎，一朝分娩，失血耗气。现今乳子者渐少，而喂养亦颇劳神。《素问·上古天真论》说：（女子）"七七，任脉虚，太冲脉衰少，天癸竭，地道不通，故形坏而无子也。"围绝经期肝肾下亏，则阳浮易扰。女子这些生理心理变化，常易影响其阴阳协调、气血融和、心神安宁，引发或加重失眠。这是女性失眠明显多于男性的生理基础。

2. 女性失眠的病理特点　由于女子生理特点的影响，女性失眠在病因病理上也有其自身的规律。一般而论，人体脏腑，肝肾同居下焦，乙癸同源，但男子以肾为先天，以精为本，女子以肝为先天，以血为宝。故徐教授提出，女子失眠每与血有关，以血为本，以气为标。《素问·八正神明论》说："血气者，人之神，不可不谨养。"从女子生理特点来看，经孕胎产不离于血；从女子病理来看，女子诸病莫不耗血。女子以血为本，故血常不足，其失眠首要病因即是血虚。神魂寓于血而又养于血，血盛则神旺，血虚则神怯。心藏脉，脉舍神，血虚失于濡养，血不养心，则心神不宁；肝藏血，血舍魂，血不荣肝，则魂不守舍。神魂不安，发为失眠。阴血不足，脏失濡润，则脏躁神烦，欲卧不得卧，欲眠不得眠，亦多失眠。血虚或滞，化生瘀血，瘀血不去，新血不生，神魂失养，发为失眠。女子失眠，每以气为标。女子属阴，以阴血为质，阳气不盛，加之经孕产乳诸般生理变化，心细敏感，情绪波动较大，肝气易于抑郁而欠舒畅，故七情郁结，情志所伤，是女性失眠的重要病因。女子或有情志抑郁，肝气不舒，魂不守舍，或气郁化火，火热扰动，更有气滞而血瘀者，瘀阻血脉，神魂不安，均发为失眠。忧愁思虑，久而不解，忧愁过度，心血耗伤，思虑日久，脾气郁结，心脾两伤，气血亏虚，神魂失养，发为失眠。又女子属阴，胆气本弱，惊恐卒至，决断无权，神魂不定，遂致失眠。

3. 女性失眠的治疗要点　女子失眠，临床与男子相若，所不同者，但在气血二字而已。故其治疗需时时关照其与男子不同的特点。徐教授临床治疗女子失眠，首先注重于血，经后、乳中更需着意。多配以四物汤，养血和血，以助安神；舌暗脉细，有瘀滞者，则增丹参、牡丹皮之属；血虚及阴者，加地黄、枸杞子、何首乌；脏躁不安者，益以百合、地黄、甘麦、大枣。其次着眼于气郁。失眠情绪急躁易怒者,多用加味逍遥散,亦注意养阴养血,或合入杞菊、六味、一贯煎;忧愁思虑,心脾两虚者,用归脾汤合四逆散;胆虚痰郁,决断无权者,用十味温胆汤,或用温胆宁心颗粒,皆有良效。

三、运用杞菊地黄丸治疗失眠的经验

失眠是现代流行病、难治病。徐教授常用杞菊地黄丸加减治疗肝肾阴虚失眠。现介绍如下:

阴虚失眠的机理:阴虚失眠常由禀赋不足,或劳累过度,或久病体虚,肝肾损伤,水不济火,则心阳独亢,心神不安,阳不入阴,因而失眠。如《景岳全书·杂证谟》说:"真阴精血之不足,阴阳不交,而神有不安其室耳。"

阴虚失眠的表现:失眠,头晕耳鸣,腰膝酸软,遗精盗汗,五心烦热,口干舌燥,舌红少苔,脉细数。

证候解析:肾阴不足,心肾不交,水火失于既济,心肾阴虚,君火上炎,扰动神明,则出现失眠;肾阴不足,脑髓失养,相火妄动,故眩晕、耳鸣、遗精;腰为肾之府,肾阴虚则腰失所养,故腰膝酸软;肾阴不足,虚火内炽,故盗汗、口干舌燥、五心烦热;舌红少苔、脉细数均为阴虚火旺之象。

杞菊地黄丸出处:杞菊地黄丸出自《医级》,是在《小儿药证直诀》六味地黄丸基础上加枸杞子、菊花而成。功用为滋肾养肝明目,主治肝肾阴虚证。症见两目昏花,视物模糊,或眼睛干涩,迎风流泪等。药物组成:枸杞子9克,菊花9克,熟地黄24克,山萸肉12克,干山药12克,泽泻9克,牡丹皮9克,茯苓9克。上为细末炼蜜为丸,如梧子大,每服9克,空腹服。

杞菊地黄丸原方主治中没有失眠。徐教授扩大本方的应用范围,治疗肝肾阴虚失眠,取得了较好的疗效。

一般轻证即用杞菊地黄丸原方,改为汤剂,药量有所变通。重症者加炒枣仁20克、夜交藤15克,每日一剂,中午和晚上临睡前服用,并可配合调气宁神养生操坚持锻炼。一般疗程为半个月至2个月,见效后再以杞菊地黄丸成药调理善后。

临证加减:心肾不交者,加远志;气短乏力者,加太子参、黄芪;大便秘结者,加莱菔子、火麻仁、酒大黄;心烦急躁者,加龙胆草、黄芩;潮热盗汗者,加黄柏,知母;血压高者,加川芎、赤芍、天麻;冠心病或妇女月经不调者,牡丹皮改丹参;血脂高者重用泽泻,血脂正常者去泽泻。

验案举隅

梁某某,女,56岁,2007年3月24日初诊。

主诉:失眠少寐7年余。

失眠少寐,每天睡眠最多3个小时,口干舌燥,心烦急躁,大便干结,小便黄,舌尖红苔白,脉弦细。

诊为失眠,证属肝肾阴虚,治以滋补肝肾为法,杞菊地黄丸加减。

处方:枸杞子 10 克,菊花 10 克,生熟地^各15 克,山萸肉 10 克,生山药 10 克,茯苓 10 克,莱菔子 10 克,火麻仁 10 克,厚朴 10 克,龙胆草 3 克,炒枣仁 20 克,夜交藤 15 克,甘草 3 克。6 剂,水煎服,日一剂。

二诊:药后睡眠好转,晚间可睡 5~6 小时,诸症减轻,二便正常,舌淡红苔白,脉弦细。治以前法,上方加赤芍 10 克,继服 6 剂。嘱以成药杞菊地黄丸口服 1 个月巩固疗效,随访一年未见复发。

四、运用温胆汤治疗失眠的经验

随着现代社会的变化,由七情过极或饮食失调导致的失眠越来越多。失眠常与肝胆气郁、胆胃失和有关。温胆汤治疗这类失眠效果较好。

温胆汤出自《备急千金要方》,《三因极一病证方论》有变通,《证治准绳》有十味温胆汤,《六因条辨》有黄连温胆汤等。凡痰热扰心、心虚胆怯、胆气郁阻、胃失和降之失眠,徐教授常用温胆汤化裁治疗。

《素问·灵兰秘典论》说:"凡十一脏取决于胆也"。胆属甲木,为中正之官,主决断,调节情志,防御和消除不良精神刺激,维持气血的正常运行,以保证脏腑的协调关系。胆主决断的功能取决于胆气。胆气壮则决断出,十一脏安;胆气怯则不能决断,十一脏不宁。体虚气弱之人,或情志过极,或饮食起居失常,损伤中焦,均能损耗胆气。胆气亏虚,疏泄失常,影响脾胃对食物的受纳运化腐熟,气血生化乏源,使心失奉养。心胆相通,胆气怯弱,心气亦虚,谋虑不决,处事易惊,常处忧虑恐惧之中。胆为清净之府,喜温和而主生发。失常则木郁不达,胃气不和,进而化热生痰。肝胆气机郁结,脾胃升降失序,木郁化火。土壅湿聚,为酿痰化热之源,痰与火热合邪,扰动心神,遂致失眠。胆喜清静,不耐邪扰。若外邪入侵,或饮食情志失调,邪客于胆,使胆气郁滞,而致肝脏疏泄不利,气血运行不畅,神气失常而失眠;或胆郁痰扰,心神不安而失眠。

温胆汤有清肃胆气、和顺胃腑、理气化痰、升清降浊的功能。方中无峻补攻伐之品,而为平和中正之剂,调理阴阳、气血、脏腑功能,恢复胆中正温和之性。温胆汤有化痰而不燥、清热而不寒的特点,临证根据失眠的临床表现变通运用,每获良效。

1. 痰热扰心失眠

临床表现:失眠不易入寐,胸闷心烦,头晕目眩,呕恶痰涎,纳谷不馨,舌苔黄腻,脉滑数。

证候解析:痰浊宿食壅遏于中,积而化热,痰热扰心则失眠;痰浊上扰,蒙蔽清窍,则头晕目眩;气机不畅,胃失和降,则呕恶痰涎,纳谷呆滞;舌苔黄腻、脉滑数为痰热之象。

治宜清热化痰,和中安神。常以《六因条辨》黄连温胆汤(黄连、半夏、陈皮、茯苓、甘草、生姜、竹茹、枳实)化裁。

2. 心虚胆怯失眠

临床表现:多梦易惊,心悸胆怯,坐卧不安,倦怠短气,舌淡胖苔白,脉弦细。

证候解析:心主神明,胆主决断,心胆虚怯,神失所养,心神不能收持,胆气难以决断,则多梦易于惊醒,心悸胆怯,坐卧不安;心气虚则倦怠气短;舌淡胖、脉弦细为心胆气虚之象。

治宜益气温胆,宁心安神。常以《证治准绳》十味温胆汤(制半夏、炒枳实、陈皮、茯苓、酸枣仁、远志、熟地黄、人参、五味子、炙甘草、生姜、大枣)化裁。

3. 胆气郁阻失眠

临床表现:失眠多梦,胸闷太息,胁肋胀满,心烦躁扰,纳呆嗳气,脉弦。

证候解析:胆气郁阻,肝失条达,魂不守舍,则失眠多梦;气机不畅,则胸闷太息,胁肋胀满,心烦躁扰;胆气横逆,侵犯脾胃,则纳呆嗳气;脉弦为肝胆气郁之征。

治宜利胆疏肝,化痰安神。常以温胆汤合四逆散(柴胡、芍药、枳实、甘草)或柴胡疏肝散(柴胡、芍药、川芎、香附、枳壳、陈皮、甘草)化裁。

4. 胃气失和失眠

临床表现:睡卧不安,辗转反侧,胸脘满闷,不思饮食,恶心泛呕,嗳腐吞酸,大便糟粕不化,舌苔厚腻,脉滑。

证候解析:饮食不节,宿食停滞,胃失和降,浊气上逆,扰动心神则睡卧不安,辗转反侧;升降之枢受阻,则胸脘满闷,恶心泛呕;食积不化,脾胃损伤,则不思饮食,嗳腐吞酸,大便糟粕不化;舌苔厚腻、脉滑为食积不化而致。

治宜健脾和胃,化食安神。常以温胆汤合半夏秫米汤(半夏、秫米)加味化裁。

临证加减

血虚者加当归、干地黄、枸杞子;肝热者加丹皮、栀子、黄芩;心火盛加黄连、莲子心、竹叶;气虚者加党参、黄芪、白术;阴虚者加山萸肉、熟地、百合;虚热内炽加知母、黄柏;喜悲伤者加生地黄、百合;引火归原加肉桂、牛膝;胃气不和加焦三仙、厚朴、焦槟榔。

验案举隅

病案一:

郑某,女,51岁,2002年5月16日初诊。

主诉:失眠、入睡困难一年半。

一年半来无明显诱因出现失眠,入睡困难,需服用艾司唑仑、咪达唑仑等镇静药物方能入睡,停药则失眠。半年前因右侧肢体麻木在外院诊为多发性硬化,服用西药治疗后失眠愈加严重。入睡困难,夜眠易醒,心烦作热,胸闷汗出,心悸脱发,右侧上下肢麻木,胃脘胀闷,纳谷呆滞,大便不成形,日一行,小便调,舌胖色暗,苔浊,脉滑。

诊为失眠,证属痰热扰心、心肾不交,治以清热化痰、和中安神、交通心肾为法,予黄连温胆汤合交泰丸加减。

处方:黄连6克,肉桂1克,当归10克,白芍15克,竹茹10克,枳实10克,半夏9克,陈皮10克,酸枣仁15克,远志10克,菖蒲10克,生龙牡^各30克。7剂,水煎服,日一剂。

二诊:药后夜眠易醒好转,脱发减轻,纳食渐增,仍入睡困难,心烦作热似有增加,胸、头汗出,头昏沉,目干涩,大便已成形。舌暗,苔白浊,脉沉弦。仍宗前法,上方加牡丹皮10克,继进7剂。

三诊:入睡较前好转,每夜能睡5~6小时,心烦作热及胸、头汗出减轻,右侧肢体仍麻木,胃胀未作,纳食尚可,二便调,舌暗苔白,脉沉弦。上方去黄连、肉桂,加川芎6克,再进7剂。后仍以此方化裁,化痰以陈皮、半夏、枳实、竹茹、远志、菖蒲、胆南星进退,清热以炒栀子、黄连、牡丹皮、生地黄加减,共服药2个月余,失眠好转,惟肢体麻木尚存,以健脾补肾、活血通络方药调治而愈。

病案二:

李某,女,39岁,2006年8月20日初诊。

主诉:失眠5个月。

5个月前因腿痛行手术治疗,术后出现失眠,入睡困难,伴心中烦闷,头晕而沉,倦怠乏力,纳谷呆滞,二便调,舌稍红,苔白浊,脉沉细。

诊为失眠,辨证为肝郁脾虚、痰浊中阻,治以疏肝健脾、化痰安神,予温胆汤合小柴胡汤加减。

处方:柴胡10克,白芍15克,牡丹皮10克,枳实10克,陈皮10克,竹茹10克,半夏9克,党参10克,黄芩10克,酸枣仁15克,远志10克,菖蒲10克,生龙牡^各30克。7剂,水煎服,日一剂。

二诊:失眠乏力好转,仍有头晕,伴颈项酸痛,腿软乏力,纳食渐增但厌油腻,舌尖红苔薄黄,脉沉细。上方去党参、黄芩,加葛根12克,续断10克,继进7剂。

三诊:已能入睡,有时夜醒但可再睡,头晕好转,左侧头痛,背凉畏寒,腿软乏力,舌尖红苔薄白,脉沉细。以初诊方去牡丹皮、陈皮、竹茹,加骨碎补10克、生地黄15克,再进7剂。

四诊:夜寐转好,纳食增,然颈项如压,头顶及背部畏寒,遇风则前额头痛,舌尖红苔薄,脉沉细。上方去生地黄,加鹿衔草10克,再进7剂。后在此方基础上加减,共服42剂,诸症消失,随访2个月未复发。

五、运用补中益气汤治疗鼾眠的经验

鼾眠是睡眠呼吸暂停综合征最常见、最重要的临床表现,因此睡眠呼吸暂停综合征属中医鼾眠的范畴。睡眠呼吸暂停综合征发病机制复杂,目前仍不十分清楚,涉及呼吸内科、心血管内科、小儿科、神经科、精神科、五官科、头颈外科等多个学科,严重危害人民的身心健康。西医一般采用对症处理,使用呼吸机正压通气或手术治疗。中医认为鼾眠是独立的疾病,徐教授对本病的认识与治疗颇有独到之处,总结如下。

鼾眠以肺脾气虚为本。鼾眠是在睡眠过程中,因肺系气道不畅,导致呼吸节律改变,呼吸困难,甚则呼吸暂停,人体呼吸功能发生了障碍,其病位在肺。《素问·六节藏象论》言:"肺者,气之本,魄之处也。"《素问·五藏生成》说:"诸气者,皆属于肺。"肺主一身之气,肺吸入自然界之清气,与谷气合而积于胸中,成为宗气。宗气司呼吸,贯心脉,行气血。肺主气司呼吸功能是人体生命活动的基本条件。鼾眠是宗气不足,肺主气司呼吸功能的衰减。《素问·灵兰秘典论》说:"肺者,相傅之官,治节出焉。"治节包括呼吸的节律、周身气机的调节、助心脉行血气的功能,是对肺脏功能的高度概括。呼吸匀调自然,是治节的表现,是肺主气功能正常的体现,也是肺脏魄神的表现。鼾眠者呼吸节律紊乱,甚至暂停,是治节失调、魄神失守、肺脏本能虚弱的表现。《灵枢·五味》说:"谷始入于胃,其精微者,先出于胃之两焦,以溉五脏,别出两行营卫之道。其大气之抟而不行者,积于胸中,命曰气海,出于肺,循喉咽,故呼则出,吸则入。"宗气的一部分来源于中焦脾胃的水谷之气,肺气和脾气息息相关,脾气充则肺气盛,脾气虚则肺气馁,故鼾眠以肺脾气虚为致病之本。脾主运化,脾气虚则水湿不运,停留为患,水湿凝聚,则生痰饮,是为病理产物。"脾为生痰之源,肺为储痰之器。"肺气虚则排痰不利,蕴而化热,形成痰热内蕴。肺朝百脉,气血相系,血液靠气来推动。气行则血行,气虚则血滞。故鼾眠因肺脾气虚,常致湿阻、痰热、瘀血为患。总之,本病中医病机属本虚标实,以肺脾气虚为本,湿阻、痰热、瘀血为标。徐教授临证常治以益肺健脾、补中益气之法,方选补中益气汤加减化裁;兼夹标实者则标本兼顾,在其基础上随证加减,合以健脾化湿、清热化痰、祛瘀生新之方。

验案举隅

病案一:

冯某,男,53岁,2009年4月10日初诊。主诉:鼾眠5年。

夜间打鼾5年,曾于北京同仁医院耳鼻喉科检查示:鼻中隔偏曲,下鼻甲肥大;多导睡眠监测提示睡眠呼吸暂停综合征,建议手术治疗。患者拒绝手术,遂来中医求治。既往有高血压病史5年。现鼾眠,鼾声如雷,白天疲倦,时有头晕,纳可,大便溏,日四五行,小便正常,舌淡胖,质嫩,苔薄白,脉沉缓。

诊为鼾眠,辨证属肺气不足、脾虚湿困,治以补益中气、健脾化湿,予补中益气汤加减。

处方:生黄芪15克,炒白术10克,陈皮10克,太子参15克,柴胡5克,当归10克,薏苡仁20克,藿香10克,天麻9克,甘草3克。7剂,水煎服,日一剂。

二诊:夜间鼾声明显减轻,大便次数减为日三四行,较前略成形,头晕次数减少,舌淡胖嫩,苔薄白,脉沉缓。病证如前,原法再施,上方加苍术5克,继进7剂。

三诊:鼾眠进一步减轻,头晕消失,纳寐可,大便成形,日一二行,舌体缩小,舌质淡嫩,舌苔薄白,脉弦细。上方天麻减为5克,继服5剂。

四诊:打鼾已愈,诸症减轻,舌体常,舌质淡嫩,舌苔薄白。嘱继服补中益气丸1个月,每服6克,日2次。随访半年未见复发。

病案二:

崔某,男,49岁,2007年11月5日初诊。

主诉:睡眠打鼾2年,加重1周。

睡眠打鼾2年,半年前在某西医院确诊为睡眠呼吸暂停综合征,建议无创呼吸机治疗,患者拒绝。素有慢性支气管炎、高脂血症、湿疹。近1周因感冒引起慢性支气管炎急性发作,咳嗽,痰白量多,打鼾加重,纳呆,大便溏,小便调,舌胖大,质淡嫩,有瘀斑,苔薄白,脉沉缓。

诊断:鼾眠,辨证为肺脾气虚、痰浊壅肺、气滞血瘀,立法益气健脾、宣肺化痰、养血和血,用补中益气汤合三拗汤加减。

处方:生黄芪15克,炒白术10克,陈皮10克,太子参12克,当归10克,炙麻黄3克,杏仁9克,冬瓜仁15克,莱菔子10克,竹茹5克,生地黄10克,厚朴3克,杜仲10克,甘草3克。7剂,水煎服,日一剂。

二诊:咳嗽咳痰减轻,鼾声减弱,时有泛酸,大便溏,小便正常,舌脉同前。上方加丹参10克加强活血之功,继服7剂。

三诊:患者鼾眠进一步好转,咳吐少量白痰,纳可,二便正常,舌质淡红,瘀斑减少,苔薄白,脉弦细。上方丹参加至15克,继服7剂。

四诊:诸症减,纳寐可,舌脉平,瘀斑消失。上方继服7剂以善其后。随访3个月未见复发。

按语:补中益气汤是李东垣根据《素问·至真要大论》"损者益之""劳者温之"之旨创立的补气名方,为补气升阳、甘温除热的代表方。方中重用黄芪,味甘微温,入肺脾经,补益中气,升阳固表为君;人参、白术补气健脾,增强黄芪补气之力为臣；当归补血养营，陈皮理气和胃，共为佐药；柴胡、升麻升举清气为佐使；炙甘草调和诸药为使。诸药合用，使中气内充，清阳得升，则诸症自愈。鼾眠的本质是肺脾气虚，补益中气，脾气充，清阳升，肺气自盛，因而应用补中益气汤治疗正为合拍。以上病案均以肺脾气虚为本，故用补中益气汤。病案一肺脾气虚夹湿，故重用薏苡仁健脾化湿；病案二肺脾气虚兼外感，故合三拗汤宣肺化痰，二诊加丹参以化瘀血。

六、擅用石菖蒲醒脑治嗜睡

嗜睡，又称多寐，在现代睡眠学中属于过度嗜睡障碍的范畴，最常见的是发作性睡病。本病的病因迄今未明，因此西医只能对症治疗。石菖蒲的功效，《神农本草经》言："开心孔，补五脏，通九窍，明耳目，出音声"；《名医别录》谓："聪耳目，益心志"。细揣其开心、通窍、明目、聪耳、益智等功效，皆与脑有直接的关系。由此徐教授提出石菖蒲辛温，芳香入脑，具有醒脑髓、振精神的作用，并据此试用于嗜睡的治疗，取得了较好疗效。

验案举隅

病案一：

魏某，男，18岁，1985年1月16日初诊。

患者因元旦饮食不节，腹泻数日后发病，多寐，甚则进食中即入睡，疲乏无力，少气懒言，腹胀便溏，动则汗出，头晕，大便中有不消化食物，舌淡胖有齿痕，脉沉弱无力。

诊为嗜睡，证属脾气虚弱、脑神失聪，治用石菖蒲振精神、醒脑髓，合香砂六君子汤健脾益气、理气助运。

处方：石菖蒲10克，党参10克，白术12克，砂仁6克，木香3克，陈皮10克，黄芪15克，山药10克，鸡内金10克，柴胡10克，升麻10克。服药5剂后复诊，病情好转，饭后尚稍有困顿，移时即过。再以上方加减7剂，嗜睡消失。

病案二：

谢某，女，41岁，教师，1986年7月10日初诊。

确诊发作性睡病3个月余。患者多寐，甚则讲课中站立入睡。形体丰腴，精神困顿，时时欲寐，卧则鼾声响亮，流涎，日间胸闷不舒，心悸怔忡，头晕目眩，纳谷不馨，舌胖大，舌质红，苔黄腻，脉弦滑。

诊为嗜睡，证属痰热壅滞、上蒙清窍，治以石菖蒲开窍醒脑，合黄连温胆汤清热化痰。

处方：石菖蒲10克，黄连10克，竹茹12克，炒枳实10克，法半夏10克，陈皮10克，茯苓15克，郁金10克，川贝母10克，生姜10克，焦三仙[各]10克。服药 10 剂,日间睡眠次数及时间均减少,易于唤醒。再以上方加减,服至 20 剂,睡眠恢复正常。

按语:嗜睡有虚实两端,虚证多由气血两虚、中气虚弱、阴阳虚损;实证多因湿困、痰壅、热盛。石菖蒲醒脑髓,振精神,无论虚证实证均可作为专药应用。《神农本草经》有石菖蒲"补五脏"之说,因此虚证亦但用无妨。

七、徐凌云谈中医对失眠的认识

失眠是一种常见病多发病,常常给患者带来很大痛苦,影响正常的工作学习和生活。而且随着社会的快速发展,人们的生活节奏加快,压力增大,精神紧张,影响睡眠的因素越来越多,失眠的发病率逐步增高。因此也可以说失眠是一种现代流行病。我国黑龙江省的一项调查发现,失眠的发生率高达 9.15%。失眠的患者中女性明显多于男性,老年人显著高于青年人。

1. **失眠的病因**　失眠的病因,可以概括为禀赋不足、元气虚损、七情郁结、饮食不节以及病由内生等五个方面。

(1)禀赋不足:先天禀赋不足、脏腑虚弱是某些失眠的发病原因。例如有的人天生胆小,不敢一个人睡觉,不敢关灯,心神不安,容易失眠。

(2)元气虚损:脏腑虚损、元气不足,也是失眠发病的常见原因。大病久病之后、产后失血、年迈精血衰少、脏腑虚损、元气不足,均可引起失眠。例如因为劳心太过,损伤心脾,气血不足,以致心神失其所养,造成失眠。

(3)七情郁结:是指情志变化过甚,这是失眠的重要原因。喜、怒、忧、思、悲、恐、惊太过,脏腑受损,心神不安,可引起失眠。例如情志不遂、肝气郁结、气郁化火,或大惊大恐、扰动心神,都会造成失眠。

(4)饮食不节:是指饮食过饱,宿食停滞,或饥饱不时,损伤脾胃,或过食肥甘厚味,胃气不和,引起失眠。例如由于饮食不节,脾胃受损,胃气失和,脘腹胀满,而造成失眠。

(5)病由内生:是指痰、湿、火、热、瘀等各种病邪由体内产生,引起失眠,其中痰、热更为多见。例如有的人素体积热,容易上火,稍不注意饮食起居调摄,就会失眠。

以上五种原因并非孤立存在,可以互为因果。例如先天禀赋不足,可致元气虚损;七情郁结后,可以化火生痰。因此不要机械对待。

2. **失眠的分类、临床表现及治疗**　徐教授认为失眠临床可分为虚证、实证两大类。

虚证常见气血双亏、心脾两虚、心胆气虚、肝肾阴虚、心肾不交等证候。实证多见胃热炽盛、肝郁气滞、肝火亢盛、痰热扰心、瘀血阻滞等证候。

如心脾两虚失眠,表现为难以入睡,多梦易醒,心悸健忘,头晕眼花,纳呆食少,腹胀便溏,面色萎黄,妇女月经量少,舌质淡嫩,脉细弱无力。又如肝郁气滞失眠,表现为失眠,精神不畅,两胁胀满,胸闷太息,烦躁易怒,妇女月经不调,舌红苔薄,脉弦。

失眠治疗的基本原则是:虚则补之,实则泻之。即对于虚弱的要加以补益,对于亢奋的要给予宣泄疏导。仍以上两种证候为例:对于心脾两虚者,宜用归脾汤益气健脾安神,药用白术、党参、黄芪、当归、茯神、远志、炒枣仁、龙眼肉、木香等。对于肝郁气滞者,宜用逍遥散、柴胡疏肝散等疏肝解郁安神,药用柴胡、当归、白芍、茯苓、白术、干姜、薄荷、牡丹皮、栀子等。

3. 中医睡眠卫生

睡前常规准备

(1)晚餐不宜过饱,以七成饱为佳,要吃容易消化的食物。

(2)睡前2小时内不饮浓茶、咖啡,不吸烟。

(3)保持情绪平静,少看刺激性节目和文章等。

(4)不思考疑难问题。

(5)睡前排空二便。

睡前功课——濯足捻耳理头发

(1)睡前用温热水浸泡双足,并反复揉搓足心,有补肾宁心、交通心肾的作用,可以促进睡眠。

(2)反复捏揉耳垂,有补肾静脑、宁心安眠的作用。

(3)双手五指分开,从前向后反复梳理头发,能疏通血脉、益脑安神。

睡眠的时间

(1)按季节调整起居时间。

(2)按时上床就寝,最晚不要超过子时(23点—1点)。此后人体阳气开始升发,就不容易入睡了。

睡觉的姿势

(1)睡觉以屈膝右侧卧为好,俗称"狮子卧"。古语有云:"屈膝侧卧,益人气力,盛正偃卧"。

(2)"睡不厌踡,觉不厌舒"。

(3)睡姿以自觉舒适、不影响睡眠为原则。

提倡独宿

明代郑瑄说:"半醉酒,独自宿,软枕头,暖盖足,能息心,自瞑目。"

睡眠方法

(1)先睡心后睡眼:睡眠时必须先清除杂念,宁心定志,心静而后进入睡眠,切忌思虑扰神。

（2）蛰龙睡诀：五代陈希夷有蛰龙睡诀，曰："龙归元海，阳潜于阴。人曰蛰龙，我却蛰心。默藏无用，息愈深深。白云高卧，世乏知音。"强调潜阳、蛰心、调息、静卧。

（3）操纵二法

操法：贯想头顶，或默数鼻息，或近观丹田之类。使心有所着系，不致纷驰，神思宁静，或可获得睡眠。

纵法：放纵其心思，任其远游于渺渺之际，致使思念渐远渐少，亦可渐入朦胧之境，自然入睡。

操纵二法，一弛一纵，一近一远，一实一虚，不急于求寐，而渐入睡乡之路，确有卓效。失眠最忌就是急于入睡，越急越烦，越烦越躁，而离睡域越远。

（4）睡中三昧：《济南先生师友谈记》记载有睡中三昧："某平生于寝寐时，自得三昧。吾初睡时，且于床上安置四体，无一不稳处，有一不稳，需再安排令稳；既稳，或有些小倦痛处，略按摩讫，便瞑目听息；既匀直，宜用严整其天君，四体虽复有苛痒，亦不可少有蠕动，务在定心胜之；如此食顷，则四肢百骸无不和通，睡思即至，虽寐不昏。吾每于五更初起，栉发数百，面尽，服裳衣毕，须于一净榻上再用此法假寐。数刻之味其美无涯，通夕之味，殆非可比。"安体、按摩、调息、静心、回笼觉，得睡中三昧。

八、徐凌云治疗失眠的非药物疗法

国际社会公认的三项健康标准是充足的睡眠、均衡的饮食和适当的运动。WHO 曾对 14 个国家 15 个地区的 25916 名在基层医疗机构就诊的患者进行调查，发现有 27% 的人有睡眠障碍。据报道：美国的失眠发生率高达 32%～50%，英国为 10%～14%，日本约 20%，法国约 30%。我国黑龙江省 6 个城市 4 种职业人群 11432 人流行病学调查结果显示：失眠的发生率为 9.15%。在失眠患者中，女性约占 60%。随着年龄增长，睡眠能力会有所下降。老年人失眠的患病率超过 30%，并有随年龄上升的趋势，失眠症已成为老年常见病之一，严重威胁老年人的身心健康。国际精神卫生组织从 2001 年起将每年的 3 月 21 日定为"世界睡眠日"，以提高人们对睡眠重要性和睡眠质量的关注。

徐凌云教授长期致力于睡眠障碍的中医治疗研究。她继承了董德懋教授治疗睡眠障碍的经验，以《黄帝内经》"补其不足，泻其有余，调其虚实，以通其道而去其邪则愈"为理论依据，治疗注重心肝肾脾胃胆诸脏腑。徐教授将睡眠障碍分为二十四证，其中虚证十四型，实证十型，提出治疗睡眠障碍的二十四法，临床取得了很好的效果。徐教授在中医辨证论治的同时，擅长使用综合疗法，注重非药物治疗，经常使用的方法有以下几种：

1. **注重中医养生** 采取多种方法以保养身体、增强体质、预防疾病、延缓衰老。养生的原则包括：①顺应自然：了解和把握自然界各种变化的规律和特点，保持人与自然的统一，即"天人合一"。②形神兼养：注意将调养形体与调摄精神意识活动相结合，使"形与神俱"，保持形神合一。③调养脾肾：脾为后天之本，肾为先天之本，保养肾精，食饮有节，才能保养脾肾。④因人而异：根据每个人的体质特点、所患疾病、生活习惯等的不同制定个体化的养生方法，才能达到有效养生的目的。

2. **注意睡眠卫生** 指导患者养成良好的睡眠习惯，掌握松弛方法，提高睡眠效率，恢复改善并维持正常的睡眠。睡觉前要做到宁心静气，放松肌肉，才有利于入睡，改善睡眠。

（1）生活要有规律，适度运动，每次持续时间不少于30分钟，晚上按时上床，减少夜生活，如果夜里无法入睡，或者半夜醒来，半小时后还不能入睡，则不要在床上辗转反侧，可以听音乐放松，洗个热水澡，或为自己做一杯牛奶饮品，等到有倦意时再上床去睡觉。

（2）睡前避免兴奋性活动，包括不看紧张的电视节目及书籍。16点后不宜进行刺激性强的体育、娱乐活动，特别是入睡前3小时内不做剧烈运动。

（3）避免干扰睡眠的因素，如过饥、过饱等，避免在睡前两小时内用餐，不进食难以消化的食物，如大量蛋白质食物，18点以后不要饮用含咖啡因的饮品。

（4）营造舒适的睡眠环境，调节卧室的光线，避免强光刺激，去除各种可能引起不安全感的因素。保持适宜卧室温度，稍微偏凉可能有助于睡眠，而温暖的房间会提高觉醒。控制噪声，处在有噪声污染但不能控制的环境，可使用耳塞、双层窗户或其他有隔音作用的物品。

（5）可以适当午睡，但不超过30分钟，周末不能超过2~3小时。

（6）早晨按时起床，适度运动，如晒太阳、整理花草、散步等，有利于调节自身生物节律。

3. **有氧运动疗法** 培养一项松弛身心的业余爱好，坚持进行有氧锻炼，交替活动身体的各个部位，如打球、散步、游泳、跳舞等，是防治失眠的重要方法。坚持进行中等运动量的体育锻炼，有利于调节情绪，减少焦虑，增加自信，改善睡眠，强健身体。体育锻炼可以作为失眠患者的辅助性治疗。每天进行适当的体育锻炼，可以促进血液循环，增加氧的消耗，提高新陈代谢，使体质得到增强，健康状况改善，从而心情舒畅，精神放松，对促进睡眠非常有益。但是要注意在睡前不宜剧烈运动，否则大脑容易兴奋，反而加重失眠。

4. **情志疗法** 失眠与"七情为病"有着密切的联系。要保持开朗乐观，心胸豁达，知足常乐，适当保留"童心"，使自己变得内心宁静，与人和谐相处，身心轻松自如,睡眠自然也会改善。还要处理好日常的工作和生活事件,以免影响睡眠。不把烦恼带上床,可在枕边放个记事本,记下白天不愉快的事,静坐30分钟,然后再睡。病程较短的患者,常因家庭生活或工作突然变故、家庭不和、工作压力过大等所致,医生问清病因,进行有效的疏导,可以缓解病情。临床曾遇一位老年女性患者,因女儿的婚事不顺非常恼怒,每晚辗转反侧,难以入睡,每天仅能睡1~2小时,饭量减少,大便稀溏,小便正常,舌质淡红,苔白,脉弦细。徐教授耐心劝解她说:生气伤肝伤脾伤身体,您本身就脾虚,生气导致肝脾不和,心神不宁,影响了睡眠。常言道:气气气,别人气,我不气,气出病来没人替。女儿的事情最好让她自己来解决,事情总有解决的办法。同时给她开具加味逍遥散合平胃散,嘱服7剂。二诊时患者睡眠好转,心情平静,后用中成药加味逍遥丸调理善后而愈。

5. 调气宁神养生操疗法 《难经·八难》说:"气者,人之根本也。"《类经·摄生论》也说:"人之有生,全赖此气。"徐教授继承董老经验,创制调气宁神养生操,用于调理改善睡眠,并身体力行,自己坚持。徐教授认为治病需调神,通过调气宁神养生操调节气机、调理营卫气血、调整睡眠,可起到治病养生的作用,疗效卓著。调气宁神养生操锻炼要领:两腿分开与肩平,稍屈膝,双手自然抱球置于胸前,舌尖顶上腭,双目平视微闭,排除杂念、意守丹田;用鼻呼吸,吸气要深至丹田,呼气要缓,吸与呼之比为1:3。每次10~30分钟,时间长短可根据患者个人情况调节,每日锻炼2次。徐凌云教授还教授患者睡眠三字经:卧床后默念三个字——软、圆、远,同时意守丹田,有助于安静入睡。

徐教授曾治疗一位患者陈某,男,25岁,2015年3月26日初诊。失眠2个月余,西医已诊断为失眠、焦虑症,予劳拉西泮每晚1片口服。患者规律服药1个月余,仍仅可睡眠4~5小时,日间头昏沉,焦虑,纳呆腹胀,口干,便溏日四五行,小便黄,夜尿4~5次,舌质暗红有齿痕,舌苔白腻,脉沉细弱。中医诊为失眠,辨证属心脾两虚、心神不宁,拟益气健脾、宁心安神法,予归脾汤合交泰丸加减口服7剂,并配合调气宁神养生操,每日2次,每次20分钟。1周后复诊,已停服劳拉西泮,睡眠可达5~6小时,食纳增加,腹胀减轻,大便减为每日一次,小便略黄,舌质淡红有齿痕,舌苔白微腻,脉沉细弱。患者自述每日做操后周身舒适。嘱继续服用中药配合做操。4周后,患者睡眠可达6~7小时,入睡快,二便正常。随访半年睡眠良好。

6. 音乐疗法 音乐疗法也是一种治疗失眠的有效方法。入睡前听一些旋律优美、节奏明快、和声悦耳的古典乐曲或轻音乐,可以缓解焦虑情绪,有效诱导入睡。音乐可以调节人的情绪,失眠患者听适宜的音乐可使情绪放松、心绪安静。尤其对于以焦虑忧郁症状为主的患者,听柔和优美抒情类的音乐,能帮助其忘掉忧愁,沉浸在欢乐之中,改善睡前的精神状态。

7. 针灸按摩疗法

针灸:常取百会、四神聪、神门、三阴交、安眠等穴。徐教授认为失眠无论何种原因,最终均导致心神不宁,所以失眠病位在心,取穴当以神门、三阴交为主穴,同时还可配合耳穴埋压王不留行,取皮质下、枕、心、脾、肾、神门等穴。

按摩:主穴:心俞、肝俞、脾俞、胃俞、肾俞、印堂、神门、内关。配穴:命门、天枢、足三里、三阴交。患者可以每晚睡前在床上进行按摩,方法如下:按揉百会穴50次;按揉腰部两侧50次;按揉足三里穴50次;按揉三阴交穴50次;按揉涌泉穴100次;卧床意守丹田,做腹式呼吸,全身放松,即可入睡。

捏脊:患者俯卧,暴露背部。医者用滚法在背部由上到下施术3~5遍,拿双侧肩井穴3~5遍,然后双手掌重叠,用掌根由上到下按揉两侧膀胱经3~5遍,接着依次点按厥阴俞、心俞、肝俞、胆俞、脾俞、肾俞、气海俞、关元俞等穴3~5遍,每点按一遍,随即用手掌轻抚膀胱经一遍。再用空拳或侧掌由上到下有节奏地叩击肩背腰臀等部位3~5遍,力度逐渐减轻,每天1次,10天为一个疗程。

此外,经常失眠的老年患者容易形成一种条件反射,视卧室和黑夜为不良刺激,一关灯就开始紧张甚至感到害怕,越急越难以入睡,强迫睡眠则更容易引起精神兴奋。此类患者可采取放松的方法,如睡前温水泡脚并按摩涌泉穴,在关灯后陪老人聊聊天,回忆过去的美好时光,再轻柔地为其梳头或按摩头皮,听催眠音乐,使其心情舒畅有助于入睡。

8. 饮食疗法

小麦百合生地汤:小麦30克,百合15克,生龙齿15克,生地15~18克,小麦布包,与其他药共煎,饮汤,每日一剂,10天为一个疗程。小麦、百合润心肺,生地养阴清热,生龙齿安神。四味药同用,可以养心阴、宁心神,适用于心阴亏虚证失眠。

龙眼莲子汤:龙眼肉12~15克,莲子(去心)12克,芡实10克,茯苓9克,共煎服用,早晚各1次。本方补心脾、养心神,治疗心脾两虚所致的失眠、心悸、自汗等症,对失眠尤有疗效。

酸枣仁粥:酸枣仁30克,生地黄15克,大米50克,以酸枣仁和生地黄煮水,去渣,然后加入大米煮粥,每日1次。酸枣仁养心安神,生地黄滋阴清热,大米健脾益气,三味同用,滋阴益气,养心安神,用于气阴两虚证失眠。

柏子仁粥:柏子仁15克,大米30~60克,蜂蜜适量,煮粥,每日1次。柏子仁养心安神,润肠通便,大米健脾益气,蜂蜜补中滋阴,三味同用,建中滋润,养心安神,更适合年老体虚患者。

此外,失眠患者还要做到以下20个字:"饮食有节,起居有常,不妄作劳,戒烟限酒,淡泊名利"。这样不仅可以治疗失眠,还有助于延年益寿。

(高 鹏 整理)

徐凌云医案精选

一、补益心脾安心神

病案一：

毕某，男，61岁，2010年6月11日初诊。

主诉：少寐2年。

患者失眠，每晚必服马来酸咪达唑仑1.5片方可入睡，经常胃脘胀痛，纳可，二便正常，舌质淡嫩有齿痕，舌苔白中间微腻，脉沉细。2年前曾在北京阜外医院行心脏搭桥术，半年前行胃息肉切除手术，胃镜提示糜烂性胃炎、胃多发息肉、十二指肠球部溃疡。

中医诊断：失眠，辨证为心脾两虚、心神不宁，立法补益心脾、宁心安神，方用归脾汤加减。

处方：黄芪10克，太子参10克，炒白术10克，当归10克，茯苓10克，远志6克，炒枣仁20克，龙眼肉10克，木香5克，生姜3克，大枣3克，合欢皮10克，枸杞子10克，石菖蒲10克，炒谷麦芽^各20克，甘草3克。6剂，免煎颗粒，日一剂，分两次冲服。

二诊：2010年6月18日，药后可睡4~5小时，纳可，二便正常，舌淡嫩有齿痕，舌苔白微腻，脉沉细。上方加百合20克，继服6剂。

三诊：2010年6月25日，马来酸咪达唑仑减为每晚半片，仍可睡4~5小时，胃脘胀痛减轻，舌淡嫩有齿痕，舌苔白微腻，脉沉细。上方黄芪加至15克，加鸡内金10克，继服7剂。

按语：患者老年男性，历经心脏及胃部手术，气血俱虚。以归脾汤健脾气、养心血，药后睡眠改善，诸症向愈。

病案二：

李某，女，55岁，2010年1月8日初诊。

主诉：失眠反复发作1年，加重1个月。

因家事烦心致失眠反复发作1年，近1个月经常彻夜不眠，入睡困难，身倦乏力,神疲食少,二便正常,舌质淡嫩,舌苔薄白,脉沉细。

中医诊断:失眠,辨证属心脾两虚、心神不宁,立法健脾益气、养心安神,方用归脾汤加减。

处方:生黄芪10克,炒白术10克,太子参15克,当归10克,茯苓10克,龙眼肉10克,炒枣仁20克,远志10克,木香5克,生姜5克,大枣5克,龙骨15克,甘草3克。14剂,水煎服,日一剂。

二诊:2010年2月22日,患者药后睡眠明显好转,可睡6~7小时,饮食增加,疲乏减轻,后因忙于过春节,未坚持服药,失眠反复,仅可睡3~4小时,舌质淡嫩,舌苔白中微黄腻,脉沉弦细。治以前法,上方加黄芩10克,继服14剂。2个月后随访,睡眠安好。

按语:患者中年女性,性格内向,不善交流,忧思过度,损伤心脾,导致心神不宁。归脾汤健脾益气,养心安神,心脾两调,心静神安,则睡眠安好。

二、调营卫补心脾治失眠

杨某,女,60岁,2010年2月4日初诊。

主诉:失眠2年,加重2周。

患者失眠2年,入睡困难,服艾司唑仑2片或酒石酸唑吡坦1片方可睡2~4小时,严重时彻夜不眠,心烦抑郁。患慢性支气管炎10年,平素咳嗽,咳少量白痰。近2周感冒后咳嗽咳痰、失眠诸症加重,纳可,大便溏,日二三行,小便正常,皮肤反复发作荨麻疹,舌质淡红,舌苔薄白,脉沉细。

中医诊断:失眠、咳嗽,辨证为肺气不宣、肝脾不和、心神不宁,立法宣肺止嗽、疏肝健脾、宁心安神,方用三拗汤合逍遥散化裁。

处方:炙麻黄3克,杏仁9克,荆芥3克,金银花10克,当归10克,赤芍10克,茯苓10克,炒白术10克,干姜5克,薄荷10克,陈皮10克,法半夏9克,太子参10克,藿香10克,黄连3克,生地10克,炒枣仁20克,甘草3克。14剂,水煎服,日一剂。

二诊:2010年2月25日,患者咳嗽已愈,失眠,服酒石酸唑吡坦后可睡4小时,大便溏,日四行,小便正常,舌淡红,苔薄白,脉沉细弦。辨证属营卫失调、心脾失养、心神不宁,立法调营卫、补心脾、安心神,方用桂枝汤、归脾汤合百合地黄汤加减。

处方:桂枝3克,白芍12克,生姜3克,大枣5克,太子参10克,炒枣仁20克,远志10克,茯苓10克,龙眼肉10克,百合10克,木香5克,甘草3克。7剂,水煎服,日一剂。

三诊:2010年3月4日,已停服酒石酸唑吡坦,可睡4小时,纳可,大便减为每日二行,小便正常,舌质淡暗,苔白,脉弦细小数。上方百合加量至 15 克,加枸杞子 10 克、菊花 3 克,继服 7 剂。

四诊:2010 年 3 月 11 日,患者情绪佳,睡眠已增至 6~7 小时,纳可,大便成形,日二行,小便正常,舌质淡红,苔薄白,脉弦细。上方继服 14 剂以巩固疗效。

按语:患者失眠 2 年,心情郁闷,素有慢性支气管炎,感冒引发急性加重 2 周。急则治标,缓则治本,故先用三拗汤合逍遥散宣肺止咳治其标、疏肝解郁以安其神。二诊咳嗽止后,改予调营卫、补心脾、安心神,用桂枝汤、归脾汤、百合地黄汤合方以顾其本。三诊以枸杞子、百合增大滋阴宁神之力,加菊花以清肝。四诊效不更方,以善其后,诸症痊愈。

三、疏肝健脾宁心安神

病案一:

张某,男,32 岁,2010 年 3 月 7 日初诊。

主诉:入睡困难 2 年。

入睡困难,后半夜始能小睡,每晚最多可睡 4~5 小时,心烦急躁,胸闷太息,精力不足,纳少便溏,日二行,小便正常,舌尖红,舌苔薄白,脉弦细。

中医诊断:失眠,辨证属肝郁脾虚、心神不宁,立法疏肝健脾、宁心安神,方用加味逍遥散加减。

处方:柴胡 5 克,当归 10 克,赤芍 10 克,炒白术 10 克,茯苓 10 克,干姜 3 克,薄荷 5 克,牡丹皮 6 克,炒枣仁 20 克,合欢皮 10 克,甘草 3 克。7 剂,水煎服,日一剂。

二诊:2010 年 3 月 17 日,患者睡眠好转,10~15 分钟即可入睡,每晚可睡 7~8 小时,精力充沛,大便微溏,日一行,舌质淡红,舌苔薄白,脉弦细。病见显效,效不更方,惟大便微溏,上方加苍术 10 克,继服 7 剂,以善其后。

按语:肝郁气滞,心烦急躁,肝热上扰,心神不安;肝郁乘脾,脾虚不运,营血亏少,不能上奉于心,心失所养。治以疏肝健脾、宁心安神,方选加味逍遥散加减,肝脾和,心神宁,则睡眠自安。

病案二:

庞某,女,62 岁,2012 年 10 月 25 日初诊。

主诉:少寐 2 个月。

每晚睡眠 5~6 小时,寐不安,心烦,脘腹胀满,纳少,大便稀溏,日二行,小便可,舌红,苔白厚腻,脉弦细。

中医诊断:失眠,辨证属肝郁脾虚、心神不宁,治宜疏肝健脾、宁心安神,方用逍遥散加减。

处方：当归 10 克，赤芍 10 克，柴胡 5 克，茯苓 10 克，炒白术 10 克，干姜 3 克，薄荷后下 6 克，炒枣仁 15 克，白芍 10 克，丹参 10 克，太子参 6 克，枳壳 10 克，厚朴 6 克，炙甘草 3 克。6 剂，水煎服，日一剂。

二诊：2012 年 10 月 30 日，患者睡眠好转，可寐 6~7 小时，纳可，餐后腹胀甚，大便少而溏，小便可，舌红，苔白厚腻，脉弦细。患者睡眠好转，前方干姜加为 5 克，加苍术 10 克，继服 6 剂。

三诊：2012 年 11 月 6 日，患者可寐 6~7 小时，仍感餐后腹胀甚，纳可，二便尚可，舌红苔白微腻，脉弦细。继以前方 7 剂改善睡眠，并予胃苏颗粒每服 5 克，早晚餐后冲服。

四诊：2012 年 11 月 13 日，患者可寐 6~7 小时，餐后腹胀明显减轻，纳可，大便质稀不成形，小便可，舌红，苔白，脉弦细。患者脾胃虚弱，治宜益气健脾、和胃助运，予补中益气丸每服 6 克，早晚餐后口服；四磨汤口服液每服 10 毫升，午餐后口服。2 个月后随访，睡眠时间保持在 6~7 小时，诸症已愈。

按语：情志不舒则肝木不能条达，郁而化火，上扰心神，故发少寐。治以逍遥散为主以疏肝解郁，加以炒枣仁养心安神，丹参活血除烦，白芍养血敛阴柔肝，厚朴、枳实行气宽中，太子参益气健脾。二诊患者睡眠好转，但感腹胀甚、大便溏稀，属脾虚气滞湿困，继以前方加干姜温中和胃，苍术燥湿健脾。三诊睡眠已恢复正常，加予中成药胃苏颗粒理气和胃除胀。四诊腹胀减，诸症缓解，予补中益气丸益气健脾、补其虚衰巩固疗效，并予四磨汤口服液行气助运。药后诸症得解，神宁睡安。

（温蕴洁　整理）

四、和解少阳安心神

刘某，男，36 岁，2010 年 5 月 20 日初诊。

主诉：失眠 1 年。

夜寐 2~3 小时，口干口苦，咽干，胁肋胀满，纳差，大便正常，小便黄，舌淡，苔黄腻，脉弦滑。

中医诊断：失眠，辨证属胆热犯胃、心神不宁，立法清胆和胃、和解少阳、宁心安神，予小柴胡汤加减。

处方：柴胡 5 克，法半夏 9 克，枳壳 5 克，太子参 10 克，大枣 3 克，厚朴 5 克，薏苡仁 20 克，黄芩 10 克，干姜 3 克，藿香 10 克，炒白术 10 克，竹茹 5 克，合欢皮 10 克，炒枣仁 20 克，甘草 3 克。7 剂，水煎服，日一剂。

二诊：2010 年 5 月 27 日，患者睡眠略改善，现可寐 3～4 小时，余症减轻，小便黄，大便干，舌淡苔黄腻，脉弦滑。病情好转，继用前法，上方加黄连 2 克、六一散 10 克以清热利湿，继服 12 剂。

三诊：2010 年 6 月 10 日，服药后入睡好转，现可寐 5～6 小时，偶有腹胀、嗳气、口干口苦减轻，纳差，小便可，大便干，舌淡苔黄腻，脉弦滑。前方加金银花 10 克、生地 10 克、鸡内金 10 克、莱菔子 10 克、炒谷芽 10 克、炒麦芽 15 克，继服 18 剂。

四诊：2010 年 8 月 12 日，服上方后睡眠明显好转，可寐 6～7 小时，惟小便黄，大便干，舌淡嫩，苔黄腻，脉弦滑。上方加火麻仁 10 克、黄柏 5 克，继服 20 剂。后患者睡眠正常，未反复。

按语：小柴胡汤出自仲景《伤寒论》，组成为柴胡、半夏、人参、黄芩、生姜、大枣、甘草七味，主治半表半里证，以祛邪为主，兼顾扶正，是攻补兼施、寒热并用的代表方。本例患者见纳差、口苦、咽干、胁肋胀痛、苔黄腻、脉弦滑等，符合少阳胆热证；胆热犯胃，胃不和则卧不安，加之胆热上扰神明，致心神不宁。故用小柴胡汤加减，柴胡透少阳之邪，黄芩清利少阳胆热，加炒枣仁、合欢皮以宁心安神。该患者工作劳碌，劳则气耗，致少阳枢机不利。故用太子参代人参，加炒白术、大枣益气健脾，枳壳、厚朴畅运气机，竹茹、藿香、薏苡仁以清热、醒脾、运脾、渗湿。全方以和解少阳为主，兼补胃气，胆热外出，枢机复利，胃气调和，心神自宁。

五、清热利湿安心神

张某，男，49 岁，2001 年 4 月 2 日初诊。

主诉：少寐 3 年。

患者 3 年前因思虑过度出现入睡难，夜寐 4～5 小时，近 2 年每晚服用马来酸咪达唑仑 1 片，仍效果不佳，胸闷，纳呆，大便正常，小便黄，舌红，苔白微黄，脉弦细。

中医诊断：失眠，辨证属湿热阻滞、心神不宁，治以清热利湿、宁心安神，方用三仁汤合小柴胡汤加减。

处方：苦杏仁 9 克，白蔻仁 5 克，薏苡仁 20 克，厚朴 5 克，法半夏 9 克，通草 6 克，六一散 10 克，柴胡 5 克，太子参 10 克，黄芩 5 克，干姜 3 克，炒枣仁 20 克，合欢皮 10 克。7 剂，水煎服，日一剂。

二诊：2001 年 4 月 9 日，服上方后入睡好转，可寐 6 小时，胸闷减轻，微畏寒，大便干，小便黄，舌尖红苔白微腻，脉弦细小数。虑其湿热之邪已去多半，兼有阴虚内热之象，予三仁汤合知柏地黄丸加减。处方：苦杏仁 9 克，白蔻仁 5

克,薏苡仁20克,知母3克,黄柏3克,生地15克,山萸肉10克,山药15克,茯苓10克,炒枣仁20克,合欢皮10克,石菖蒲10克,丹参10克,甘草3克。14剂,水煎服,日一剂。

三诊:2001年5月3日,患者服药后可寐6小时,因去美国停药,返京后病情反复,入睡难,纳可,二便可,舌红苔白腻,脉弦细。遂予上方去杏仁、白蔻仁,继服7剂。2个月后随访,患者睡眠时间在6小时以上。

按语:此患者平素吸烟、饮酒,嗜食肥甘厚味,故湿热较重,从事管理工作,思虑较多,又致阴阳失调,心肾不交。治疗先以三仁汤合小柴胡汤清利湿热、调和阴阳,继以三仁汤合知柏地黄丸清利湿热、调补肾阴。湿热清,阴阳和,则睡眠自安。

(靳艳果 整理)

六、益气养阴化痰安神

病案一:

徐某,男,75岁,1994年4月4日初诊。

主诉:顽固性失眠30年,加重半个月。

经常彻夜不寐,每服安眠药后方可睡眠2~3小时,气短易惊,食纳少,大便溏,日二行,夜尿五六次,舌质淡嫩,舌苔白腻,脉沉细弱。

中医诊断:失眠,辨证为气阴两虚、痰浊内扰、心神不宁,立法益气养阴、化痰安神,方用十味温胆汤加减。

处方:党参15克,茯苓10克,炒白术10克,藿香10克,佩兰10克,炒枣仁30克,远志10克,菖蒲10克,五味子9克,熟地黄10克,枳实6克,清半夏10克,甘草3克。7剂,水煎服,日一剂。

二诊:1994年4月11日,可睡3~4小时,饮食增加,大便仍溏,日二行,夜尿减为四次,舌质淡嫩,舌苔薄白,脉沉细弱。上方党参加至20克,加苍术10克,继服7剂,并嘱西药减半。

三诊:1994年4月18日,可睡4~5小时,纳可,大便成形,日二行,夜尿二三次,舌质淡嫩,舌苔薄白,脉沉细。上方继服14剂。

四诊:1994年5月4日,诸症进一步好转,睡眠可达5~6小时,纳可,夜尿二三次,舌质淡红,舌苔薄白,脉沉细。上方加炙黄芪10克,继服14剂,并嘱逐渐减停西药。

五诊:1994年5月19日,患者停服西药,睡眠可达6~7小时,纳可,二便正常,舌脉同前。予补中益气丸每服6克,每日早餐后服,杞菊地黄丸9克,每日晚餐后服,枣仁安神液每服20毫升,每晚睡前30分钟服。连用2周,以善其后。2个月后随访,睡眠安好,诸症未见复发。偶有睡眠欠佳,加服枣仁安神液 20 毫升,即可入睡。

按语:患者年事已高,气阴两虚,痰浊内扰,心神不宁,治以益气养阴、化痰安神,用十味温胆汤加减,治疗获效后以中成药维持,西药需逐渐减停,以防反复。

病案二:

黄某,女,34 岁,1986 年 7 月 13 日初诊。

主诉:失眠易惊 3 个月余,加重 1 周。

夜寐不安,时易惊醒,曾在某医院诊为神经衰弱,服中西药未见好转。近 1 周爱人外出,病情加重,夜寐不安,梦惊时作,心悸气短,头晕目眩,目不欲睁,不敢独睡,舌淡齿痕,苔薄白,脉细弱少力。

中医诊断:梦惊,辨证为心胆气虚,治以益气温胆、宁心安神,以十味温胆汤加减。

处方:竹茹 12 克,枳实 10 克,法半夏 10 克,茯神 10 克,党参 15 克,熟地 10 克,五味子 10 克,柴胡 6 克,炒枣仁 15 克,远志 10 克,龙齿 30 克,牡蛎 30 克。5 剂,水煎服,日一剂。

二诊:1986 年 7 月 20 日,睡眠稍安,头晕减轻,仍有心悸气短。守上法,加夜交藤 15 克,再进 5 剂。

三诊:1986 年 7 月 25 日,患者睡眠明显好转,头晕亦止,微觉心悸气短,舌质淡嫩,有齿痕,苔薄白,脉弦细。嘱患者再服 10 剂以巩固。药后诸症除,随访 5 个月,未见复发。

按语:十味温胆汤出自《世医得效方》,治疗心虚胆怯、心悸不眠。本例证属心胆气虚、元神失养,运用十味温胆汤加减温胆宁心安神,加竹茹以和胃,龙齿、牡蛎滋阴潜阳,重镇安神。药证相符,故神宁睡安。

七、清热化痰治失眠

刘某,女,28 岁,2007 年 8 月 17 日初诊。

主诉:失眠 6 年余。

入睡困难,醒后难以入睡,自服镇静类西药 1 年余,服药后可睡 3~4 小时,头晕头痛,神疲乏力,心烦急躁,纳少,大便干燥,二三日一行,小便调,舌红苔黄腻,脉弦滑。

中医诊断:失眠,辨证属痰热扰心,治以清热化痰安神,方用温胆汤合酸枣仁汤加减。

处方:竹茹 6 克,枳实 10 克,陈皮 9 克,法半夏 9 克,茯苓 10 克,炒枣仁 20

克,知母10克,夜交藤15克,莱菔子10克,火麻仁10克,甘草3克。7剂,水煎服,日一剂。

二诊:2007年8月26日,患者服药后自觉睡眠质量提高,但睡眠时间仍维持在3~4小时,精神较前好转,时有心烦、头晕,二便调,舌红苔黄,脉弦细。守前方化裁:竹茹6克,陈皮9克,法半夏9克,炒枣仁20克,知母5克,川芎3克,夜交藤15克,赤白芍^各10克,枸杞子10克,菊花10克,甘草3克。7剂,水煎服,日一剂。

三诊:2007年9月9日,患者病情明显改善,已自行将西药减量,入睡好转,睡眠时间4~5小时,精神佳,无头晕心烦,近日感冒,鼻塞流涕,舌红苔黄,脉弦细。以前方酌加疏风解表之品:金银花10克,菊花10克,藿香10克,薏苡仁20克,黄连5克,半夏5克,炒枣仁30克,知母3克,川芎5克,夜交藤15克,太子参5克,白芍10克,甘草3克。6剂,水煎服,日一剂。

四诊:2007年9月18日,患者感冒愈后,继服二诊方药2个月,逐渐停服西药,睡眠时间维持在5~6小时,精神佳。

按语:本例失眠证属痰热扰心,治以清热化痰法,用温胆汤合酸枣仁汤加减取效。温胆汤出自《备急千金要方》,理气化痰、清胆和胃,常用于痰热内扰引起的虚烦不眠。酸枣仁汤出自《金匮要略》,清热除烦、养血安神,治疗"虚劳虚烦不得眠"。二方合用,恰到好处。

(石 卉 整理)

八、健脾和胃治失眠

高某,男,65岁,1990年3月5日初诊。

主诉:失眠3年。

患者失眠,每晚仅睡2~3小时,时而彻夜不寐,服艾司唑仑后可睡5~6小时,精神不振,疲乏无力,纳谷不馨,喜进热食,胃脘堵闷,咳嗽,咳痰不畅,大便正常,夜尿频,每晚四次,舌质暗红,舌苔白腻,脉沉细。

中医诊断:失眠,辨证属脾虚湿困,立法健脾化湿、和胃安神,方用香砂六君子汤加味。

处方:太子参10克,炒白术10克,茯苓10克,木香5克,砂仁3克,陈皮10克,法半夏9克,桂枝3克,干姜3克,竹茹5克,厚朴5克,薏苡仁10克,炒枣仁20克,合欢皮10克,冬瓜仁20克,甘草3克。7剂,水煎服,日一剂。

二诊:1990年3月12日,患者睡眠明显好转,已减停艾司唑仑,可睡5~6小时,但多梦,偶咳,咳痰利,食后胃脘堵闷减轻,大便可,夜尿减为两次,舌质暗红,舌苔白腻,脉弦细小数。仍遵前法,上方加黄芩5克。患者服药14剂,诸症尽除。随访 3 个月，未见复发。

按语：此患者失眠，伴脾胃气虚、胃气不和之象。《素问·逆调论》说："阳明者，胃脉也。胃者六府之海，其气亦下行，阳明逆不得从其道，故不得卧也。《下经》曰：'胃不和则卧不安'，此之谓也。"治以健脾化湿、和胃安神，方选香砂六君子汤加炒枣仁、合欢皮等安神之品。二诊睡眠明显好转，脉象小数，再加黄芩加强燥湿和胃之力，并合半夏、桂枝、干姜等辛热之品以制其热性。

九、清肺化痰宁心神

沙某某，女，41 岁，2012 年 11 月 7 日初诊。

主诉：少寐 1 个月余。

患者 2 个月前患肺炎，经治好转，后出现入睡难，易醒，服用艾司唑仑 1 片，可寐 5~6 小时，咳嗽，咳黄痰，心烦，食欲不振，二便尚可，舌红，苔黄腻少津，脉弦细。

中医诊断：失眠，辨证属肺热痰阻、心神不宁，治宜清肺化痰、宁心安神，方用麻杏石甘汤合六君子汤加减。

处方：炙麻黄 3 克，苦杏仁 6 克，黄芩 10 克，芦根 15 克，炒薏米 20 克，藿香 10 克，炒白术 6 克，太子参 10 克，炒枣仁 15 克，陈皮 10 克，半夏 6 克，炙甘草 3 克。6 剂，水煎服，日一剂。

二诊：2012 年 11 月 14 日，患者入睡好转，未服用艾司唑仑可寐 6~7 小时，咳嗽咳痰减轻，纳可，二便调，舌红，苔薄黄微腻，脉弦细。效不更方，前方炒枣仁加至 20 克。患者服药 6 剂，诸症痊愈。随访 3 个月，未见复发。

按语：患者 2 个月前患肺炎，虽经治疗，咳嗽迁延，损伤肺气，子盗母气，脾气亦虚，运化失职，湿困中焦，聚生痰浊，痰从热化，痰火扰心，心神不安故见少寐，证属肺热痰阻、上扰心神，治以清肺化痰、宁心安神，以炙麻黄、杏仁、黄芩、芦根清肺热，炒薏米、藿香去脾湿，太子参、炒白术益肺脾之气，陈皮、半夏理气助运，炒枣仁养血安神，炙甘草调和诸药。一诊后疗效显著，加大炒枣仁用量加强安神之功。

（温蕴洁　整理）

十、滋补肝肾清热安神

武某，女，57 岁，1993 年 5 月 23 日初诊。

主诉：失眠 2 个月。

患者 2 个月来出现失眠，多梦，耳鸣，头晕乏力，曾于宣武医院查头颅 CT 后诊为腔隙性脑梗死，脑白质变性，梅尼埃病，西药治疗效果不佳。入睡困难，每晚睡 1~2 小时，面色少华，头晕目眩，耳鸣，神疲乏力，纳少，大便日一行，小便正常，舌红，苔白，脉弦细。

中医诊断：失眠，辨证属肝肾不足、阴虚火旺，治以滋补肝肾、清热安神为法，方用知柏地黄丸加减。

处方：知母 3 克，黄柏 3 克，枸杞子 10 克，生熟地各15 克，山萸肉 10 克，生山药 10 克，丹参 10 克，茯苓 10 克，炒枣仁 20 克，合欢皮 10 克，炒谷麦芽各15 克，天麻 5 克，六一散 10 克。7 剂，水煎服，日一剂。

二诊：1993 年 6 月 3 日，患者服药后睡眠好转，每晚睡眠增至 4~5 小时，头晕乏力症状明显减轻，大便日三行，小便正常，舌红苔黄微腻，脉弦细。原方去炒谷麦芽，黄柏减为 5 克，加菊花 10 克以平肝定眩，加藿香 10 克、黄连 3 克、炒白术 10 克以清热化湿，再进 6 剂。

三诊：1993 年 6 月 10 日，诸症减轻，夜寐 5~6 小时，头晕耳鸣大减，精神明显好转，大便日一行，小便正常，舌红，苔白，脉弦细。上方改黄柏为 10 克，继服 6 剂后症状消失。

按语：本例患者肝肾阴虚，虚火内扰，而致心神不宁，故用知柏地黄丸加减治疗，以知柏、地黄之属滋补肝肾之阴、清泻相火，以炒枣仁养肝宁心安神，以丹参、合欢皮活血解郁，天麻平肝，六一散引热下行，从小便而解。二诊患者大便日三行，舌苔黄微腻，为湿热之象，故去炒谷麦芽，加藿香、黄连、炒白术加强清热化湿。三诊病情进一步好转，大便正常，将黄柏加量以加强清泻相火之力。"壮水之主，以制阳光"，其眠自安。

（庞 然 整理）

十一、交通心肾疗失眠

李某，女，64 岁，1990 年 3 月 19 日初诊。

主诉：少寐，入睡困难 4 年。

患者退休前为儿科医生，经常值夜班，退休后带外孙睡眠不规律，失眠少寐，入睡困难，日间时有心悸，烦躁，腰膝酸软，纳谷不馨，二便正常，舌质淡，舌尖红，苔白微腻，脉弦细小数。

中医诊断：失眠，辨证为肝肾阴虚、心火上炎、心肾不交，宗滋补肝肾、清心泻火、交通心肾之法，方用交泰丸合杞菊地黄丸加减。

处方：黄连 3 克，肉桂 3 克，枸杞子 10 克，菊花 10 克，生熟地各20 克，山萸肉 10 克，山药 10 克，牡丹皮 10 克，茯苓 10 克，炒枣仁 20 克，合欢皮 10 克，知母 3 克,厚朴 3 克,炒谷麦芽^各15 克,甘草 3 克。7 剂,水煎服,日一剂。

二诊:1990 年 3 月 26 日,患者心悸烦躁减轻,可睡 3~4 小时,夜间偶有下肢拘挛,食纳可,二便正常,舌质淡红,舌苔薄白,脉弦细。上方去厚朴、炒谷麦芽,加白芍 20 克、怀牛膝 10 克,继服 7 剂。

三诊:1990 年 4 月 2 日,患者睡眠明显好转,可睡 6~7 小时,仍偶有下肢拘挛,二便正常,舌脉同前。上方再加木瓜 10 克,继服 12 剂,以善其后。后诸症痊愈。

按语:患者年逾六旬,长期睡眠不足,损伤肝肾,心火亢旺,心神失养。故拟滋补肝肾、交通心肾、宁心安神之法,以杞菊地黄丸滋补肝肾之阴,以交泰丸清心火、交通心肾,终使患者水火相济、阴阳和调,其眠自安。

十二、滋阴补肾安心神

李某,女,29 岁,2009 年 12 月 19 日初诊。

主诉:失眠 1 年。

入睡困难,间断服用艾司唑仑,每天仅能睡 2~3 小时,心烦抑郁,耳鸣腰酸,纳可,二便调,舌尖红,舌苔白,脉弦细,双尺脉沉细弱。

中医诊断:失眠,辨证属肾阴不足、阴虚火旺,治以滋阴补肾、宁心安神,方用杞菊地黄丸加减。

处方:枸杞子 10 克,菊花 10 克,生熟地^各20 克,山萸肉 10 克,山药 10 克,茯苓 10 克,泽泻 6 克,牡丹皮 6 克,炒枣仁 20 克,远志 6 克,甘草 3 克。7 剂,水煎服,日一剂。

二诊:2009 年 12 月 26 日,睡眠可达 4~5 小时,未再服艾司唑仑,偶感气短心悸,舌红苔白,脉弦细,尺沉弱。治以前法,上方加太子参 10 克,继服 7 剂。

三诊:2010 年 1 月 4 日,睡眠进一步好转,可睡 5~6 小时,但多梦,舌淡红,苔白,脉弦细。上方加珍珠母 20 克,继服 7 剂。

四诊:2010 年 1 月 11 日,患者睡眠可达 6~7 小时,多梦明显减轻,心情愉快,舌质淡红,舌苔薄白,脉弦细。效不更方,嘱患者继服 7 剂。

五诊:2010 年 1 月 18 日,患者睡眠安稳,有时可达 7~8 小时,二便正常,舌脉同前。改予杞菊地黄丸每服 9 克,每日 2 次早晚餐后服,连用 1 个月以善其后。2 个月后随访,丸药已停,睡眠安好。

按语:年轻人平素工作学习压力大,易耗气伤阴,致肾阴亏虚,阴虚火旺,扰动心神,遂致失眠。故以杞菊地黄丸加减滋补肾阴、清热宁神。二诊据证加太子参以补心气,三诊加珍珠母清心安神,效后以成药杞菊地黄丸调理善后,肾阴得补,心神可安。

十三、益气养阴通腑安神

孙某,女,75岁,2006年10月15日初诊。

主诉:失眠1年。

患者素有风心病,房颤,1年前行二尖瓣置换术,术后出现失眠,入睡困难,每晚需服酒石酸唑吡坦1片,可睡2小时,纳可,大便干结,必用开塞露方能排便,手足不温,舌质淡红,舌苔白微腻,脉细弱。

中医诊断:失眠,辨证为气阴两虚、腑气不通,拟益气养阴、润肠通便之法,方用生脉散加味。

处方:太子参12克,麦冬10克,五味子9克,丹参10克,鸡内金10克,莱菔子10克,火麻仁5克,炒枣仁20克,合欢皮10克,肉桂2克,黄连3克,干姜3克,甘草3克。7剂,水煎服,日一剂。

二诊:2006年10月22日,药后睡眠可达3~4小时,酒石酸唑吡坦减为半片,大便质软,日一行,停用开塞露,小便正常,仍手足不温,舌质淡红,舌苔白腻,脉沉弦细弱。治以前法,太子参加至15克,肉桂加至3克,加生龙齿20克,去鸡内金,再进7剂。

三诊:2006年10月29日,停服酒石酸唑吡坦,睡眠可达4~5小时,诸症减轻,纳可,大便调,手足转温,舌质淡红,舌苔白,脉沉细。病情减轻,方用生脉散合杞菊地黄丸化裁:太子参15克,麦冬10克,五味子9克,枸杞子10克,菊花10克,生熟地各20克,山萸肉10克,山药12克,茯苓10克,泽泻15克,丹参10克,炒枣仁20克,生龙齿20克,甘草3克。7剂,水煎服,日一剂。

四诊:2006年11月5日,诸症进一步减轻,睡眠增至5~6小时,神清气爽,纳可,二便正常,舌质淡红,舌苔薄白,脉弦细。嘱服杞菊地黄丸9克,每日2次早晚餐后服,枣仁安神液20毫升睡前服,连用1个月。随访4个月,未见复发。

按语:患者年事已高,气阴不足,更因心脏手术耗气伤阴,水不行舟,大便不通,心神失养,发为失眠,治以益气养阴通腑法取效。

十四、调理脏腑治顽固性失眠

王某,男,70岁,2007年7月3日初诊。

主诉:失眠10年。

患者长期从事科研工作,经常加班,思虑恒多,熬夜至凌晨2—3点习以为常。60 岁退休后失眠，每天仅能睡 2~3 小时，严重时彻夜不眠，必须服用艾司唑仑 3 毫克，甚则 4~5 毫克，方可睡 4~5 小时，乏力，急躁易怒，纳可，二便正常，舌质淡红，舌体胖大，有齿痕，舌苔白腻，脉弦细。既往高血压、冠心病、脑梗塞病史。

中医诊断：失眠，辨证属肝郁肾虚、痰湿阻络、心神不宁，治拟疏肝补肾、健脾化湿、宁心安神为法，方用逍遥散、温胆汤合六味地黄丸加减。

处方：柴胡 10 克，当归 10 克，赤芍 10 克，怀牛膝 10 克，竹茹 6 克，陈皮 10 克，法半夏 9 克，丹参 10 克，生熟地各 15 克，知母 5 克，茯苓 10 克，炒枣仁 10 克，石菖蒲 10 克，远志 10 克，夜交藤 10 克，甘草 3 克。6 剂，水煎服，日一剂。

二诊：2007 年 7 月 11 日，每晚仍需服艾司唑仑 3~4 毫克方可睡 3 小时，精神疲惫，食纳少，自汗出，腰痛，舌质淡红，舌苔白腻减轻，脉弦细。上方去陈皮、法半夏、赤芍，加太子参 10 克、麦冬 10 克、五味子 9 克、杜仲 10 克、川断 10 克、厚朴 6 克，再进 7 剂。

三诊：2007 年 7 月 18 日，睡眠质量提高，艾司唑仑已减为 2 毫克，可安睡 4 小时，纳馨，舌质淡红，舌苔薄白，脉弦细。辨证为心脾两虚，立法补益心脾、宁心安神，方用归脾汤加减。

处方：生黄芪 15 克，炒白术 10 克，太子参 10 克，当归 10 克，茯苓 10 克，远志 10 克，炒枣仁 20 克，木香 5 克，龙眼肉 10 克，干姜 5 克，大枣 5 克，黄芩 10 克，知母 3 克，石菖蒲 10 克，丹参 12 克，天麻 5 克，甘草 3 克。7 剂，水煎服，日一剂。

四诊：2007 年 7 月 25 日，患者睡眠仅 3 小时，仍服艾司唑仑 3 毫克，舌质淡嫩，舌体大有齿痕，舌苔白，脉弦滑。考虑脾虚明显，前方补气之力不足，将生黄芪增加到 20 克，继服 7 剂。

五诊：2007 年 8 月 1 日，诉药后 3 天艾司唑仑减为 1 毫克，睡眠增加到 5 小时，舌脉同前。效不更方，上方继服 7 剂。

六诊：2007 年 8 月 8 日，患者睡眠可达 5~6 小时，纳谷馨，二便正常，舌质淡嫩，苔白，脉弦缓。继续加大生黄芪量至 30 克，继服 7 剂，并嘱艾司唑仑减量至每晚 1 毫克。

七诊：2007 年 8 月 17 日，睡眠继续好转，每天可睡 6 小时，纳可，二便正常，舌尖红，舌苔白，脉沉弦细。上方继服 7 剂，考虑有肾阴虚之象，加杞菊地黄丸 9 克每晚睡前服 1 次。

八诊：2007 年 8 月 22 日，睡眠明显好转，每日可睡 6~7 小时，微有口干。上方生黄芪减到 20 克，加麦冬 10 克，继服 7 剂。

九诊：2007 年 8 月 29 日，每日可睡 6~7 小时，偶服艾司唑仑 1 毫克，舌质淡红，有齿痕，舌苔白，脉弦细。上方将生黄芪加到 30 克，继服 7 剂。

十诊:2007年10月19日,患者自9月6日起停服中西药已43天,仍睡眠好,嘱患者心神宁片3片、杞菊地黄丸9克,每晚睡前服1次以善其后。1年后随访,未见复发。

按语:患者在工作期间,长期熬夜,损伤心神。退休后失眠严重,甚则彻夜不眠,大量服用镇静催眠西药无效,病程十年,患者焦虑烦躁明显。辨证为肝郁气滞、肾阴不足、脾虚痰阻,立法为疏肝补肾、健脾化湿、宁心安神,首用逍遥散、温胆汤合六味地黄丸化裁,继则补益心脾,用归脾汤化裁,终用杞菊地黄丸善后。历经十诊,疗效显著。顽固性失眠者,多病程日久,病情严重,睡眠质量极差,精神痛苦异常,累及心、肝、脾、肾诸脏,因而治疗需养心、疏肝、健脾、补肾,综合调理,方可奏效。

十五、辨证使用中成药治失眠

依某,男,34岁,1998年12月27日初诊。

主诉:失眠4年。

每天仅能睡眠2~3小时,急躁易怒,腹胀,纳呆,便溏,日三四行,舌质淡嫩,有齿痕,苔白,脉沉细。

中医诊断:失眠,辨证属中气不足、肝脾不和,治拟补益中气、调和肝脾。

患者不愿服用汤剂,希望使用中成药治疗。遂处方:补中益气丸6克,每日晨起服用1次;加味逍遥丸6克,每日午餐后服用1次,连服10日。

二诊:1999年1月7日,患者睡眠好转,每天可睡6~7小时,饮食增加,大便仍不成形,日二三行,舌脉同前。改予参苓白术丸6克每日晨起服用1次,继用加味逍遥丸6克,每日午餐后服用1次,连服10日。后患者睡眠安好,大便成形,诸症痊愈。

按语:临床确有许多患者因工作繁忙,或不能煎药,或不惯口感等原因无法接受汤药治疗,在病情允许的条件下,徐教授提倡使用中成药治疗。本例患者少眠4年,辨证为中气不足、肝脾不和、心神不宁,用中成药补中益气丸、加味逍遥丸、参苓白术丸等补益中气、调和肝脾,4年之苦,药到病除。

十六、补益心脾治龂齿

徐某,男,36岁,1996年1月15日初诊。

主诉:睡中磨牙,入睡困难3个月。

患者入睡难,每晚必服地西泮,方可睡眠3~4小时,睡中磨牙常致觉醒,食纳佳,二便调,舌体胖大,边有齿痕,舌质淡嫩,舌尖红,舌苔薄白,脉沉弦细。

吸烟史 10 余年。

中医诊断：失眠、龂齿，辨证为心脾两虚、心神不宁，治以调和心脾、养心安神，方用归脾汤加减。

处方：黄芪 10 克，太子参 10 克，炒白术 10 克，当归 10 克，茯苓 10 克，远志 10 克，炒枣仁 20 克，木香 5 克，生姜 3 克，大枣 10 克，珍珠母 30 克，合欢皮 10 克，山萸肉 10 克，牡丹皮 6 克，滑石 10 克，甘草 3 克。5 剂，水煎服，日一剂。

二诊：时值春节，电话随访患者，诉服药后睡眠好转，嘱其原方继服，逐渐减停安眠药。

三诊：1996 年 2 月 23 日，患者因工作忙，连续服药 30 余剂后方来复诊，睡中磨牙已消失，不再服用地西泮，每晚可睡眠 6～7 小时。随访 3 个月，未见复发。

按语：龂齿，即睡中磨牙，是睡中异常的一种。本例证属心脾两虚，故用归脾汤补益心脾，加珍珠母、合欢皮、山萸肉、牡丹皮镇肝、养肝、清肝取效。

（李 珊　夏 斌　李思闻　整理）

徐凌云治疗失眠验方及常用药对

一、徐凌云治疗失眠经验方

（一）益气安神汤

【组方】党参 12 克　炒枣仁 20 克　茯苓 15 克　炒白术 10 克　陈皮 10 克　炒薏米 15 克　炙甘草 3 克

【功用】益气健脾，宁心安神。

【主治】气虚失眠证。失眠少寐，面色㿠白，语声低微，气短乏力，食少便溏，舌淡苔白，脉沉虚弱。

【方解】本方是由四君子汤加味而成，四君子汤出自《太平惠民和剂局方》。方中党参甘温，益气健脾养胃，为君药；炒枣仁酸甘，养血安神，茯苓甘淡，健脾安神，二药共为臣药；白术苦温，健脾燥湿，陈皮辛温，理气化滞，薏苡仁甘淡，健脾利湿，三药共为佐药；甘草甘温，益气和中，调和诸药，为使药。全方共奏益气健脾，宁心安神之功。

【加减】

1. 恶心呕吐者，加半夏以降逆止呕。

2. 胸膈痞满者，加枳壳以行气宽胸。

3. 脾阳虚者，加干姜以温中散寒。

【临床应用】

1. 本方是治疗气虚失眠的经验方，以失眠少寐、面色㿠白、气短乏力、食少便溏、舌淡苔白、脉象虚弱为辨证要点。多用于治疗老年人、或慢性病日久致脾虚气血生化不足、心神失于濡养所致失眠。

2. 脾胃湿热及大便干燥者勿用。

（二）养血安神汤

【组方】熟地 12 克　炒枣仁 20 克　当归 10 克　白芍 10 克　茯苓 10 克

川芎 5 克　知母 3 克　炙甘草 3 克

【功用】养血除烦,宁心安神。

【主治】血虚失眠证。失眠多梦,面色无华,头晕目眩,虚烦不安,咽干口燥,月经不调或量少,少腹隐痛,舌淡少苔,脉弦细或细涩。

【方解】本方由四物汤和酸枣仁汤加减而成,四物汤出自《太平惠民和剂局方》,酸枣仁汤出自《金匮要略》。方中熟地甘温,滋阴补肾,炒枣仁甘平,养血安神,两药共为君药;当归甘温,养血和血,白芍酸凉,缓急柔肝,茯苓甘淡,宁心安神,川芎辛散,行血中之气,四药共为臣药;知母苦寒,清热除烦,为佐药;炙甘草甘平,调和诸药,为使药。全方共奏养血除烦、宁心安神之功。

【加减】

1. 兼气虚者,可加党参、黄芪以补气生血。

2. 兼瘀血者,加桃仁、红花,白芍易赤芍,以活血化瘀。

3. 血虚有热者,加黄芩、丹皮,熟地易生地,以清热凉血。

【临床应用】

1. 本方是治疗血虚失眠的经验方,以虚烦不眠、咽干口燥、舌淡脉细为辨证要点。多用于妇女产后失眠抑郁。产后气血不足,无以奉养心神,正如《景岳全书·不寐》所言:"血虚则无以养心,心虚则神不守舍。"

2. 女性失眠兼有月经不调者,均可应用。

3. 脾虚便溏者勿用。

(三)清胆安神汤

【组方】法半夏 9 克　炒枣仁 20 克　竹茹 6 克　茯苓 15 克　栀子 3 克　陈皮 10 克　枳壳 10 克　炙甘草 3 克

【功用】和胃化痰,清胆安神。

【主治】痰热内扰失眠证。失眠,心烦口苦,呃逆嗳气,舌苔白腻微黄,脉弦滑。

【方解】本方由温胆汤加炒枣仁而成,温胆汤出自《三因极一病证方论》。方中法半夏辛温,降逆和胃化痰,为君药;酸枣仁甘平,养血安神,竹茹辛凉,化痰宁神,二药共为臣药;茯苓甘淡,宁心安神,栀子辛凉,清胆安神,枳壳、陈皮行气化滞,四药共为佐药;炙甘草甘平,调和诸药,为使药。全方共奏和胃化痰、清胆安神之功。

【加减】

1. 兼气虚者,加太子参补中益气。

2. 兼胸脘痞满者,加石菖蒲以理气化痰。

3. 心烦热盛者,加黄连、麦冬以清热除烦。

4. 大便秘结者,加莱菔子、火麻仁以润肠通腑。

【临床应用】

1. 本方治痰湿内蕴、微有化热之失眠,以心烦口苦、舌苔白腻微黄、脉弦滑小数为辨证要点。多用于平素生活不规律、饮食不节、或嗜烟酒,日久酿成痰热,壅遏于中,内扰心神,而致夜不能寐者。

2. 阴虚火旺者不宜应用。

(四) 补肾安神汤

【组方】枸杞子 10 克　熟地 15 克　山萸肉 10 克　山药 10 克　炒枣仁 20 克　丹皮 10 克　泽泻 10 克　茯苓 10 克　菊花 10 克　夜交藤 15 克

【功用】滋补肝肾,宁心安神。

【主治】阴虚失眠证。失眠,头晕目眩,双目干涩,耳鸣耳聋,潮热盗汗,腰膝酸软,舌红少苔,脉沉细数。

【方解】补肾安神汤由杞菊地黄丸化裁而得,杞菊地黄丸出自《医级》,为六味地黄丸类方。六味地黄丸加枸杞子、菊花,变"三补三泻"为"四补四泻",补重于泻,肝脾肾三阴并补,且加强了滋补肝肾之阴的作用。方中枸杞子甘平,滋补肝肾之阴,熟地甘温质润入肾,善补肾阴,二者共为君药;山萸肉补养肝肾,山药补益脾阴,是肺脾两经之药,炒枣仁味甘,能养心阴,益肝血而安神,共为臣药;君臣配伍,心肝脾肺肾五脏并补,但熟地用量较大,仍以补肾为主;泽泻利湿泻肾浊,并能减熟地之腻,茯苓淡渗脾湿,并助脾之健运,与泽泻清泻相火,丹皮清泻虚热,菊花性寒能清肝热,共为佐药;夜交藤入心经,补养阴血,宁心安神为佐使之用。全方共奏滋阴补肾、宁心安神之功。

【加减】

1. 心肾不交者,加黄连、肉桂交通心肾。

2. 气虚者,加太子参、黄芪益气。

3. 阴虚内热者,加生地、知母清虚热。

4. 阴虚阳亢者,加生龙齿、天麻平肝潜阳。

【临床应用】

1. 本方是治疗阴虚失眠的经验方,以目涩耳鸣、潮热盗汗、腰膝酸软、舌红少苔、脉沉细数为辨证要点。多用于高龄久病、肾阴耗损、心肾不交而致的失眠。

2. 神经衰弱、焦虑状态等属肾阴虚证者均可应用。

3. 心肝实热、痰湿壅盛者不宜应用。

（五）疏肝安神汤

【组方】柴胡 6 克　炒枣仁 20 克　当归 10 克　白芍 10 克　丹皮 6 克　党参 12 克　白术 10 克　茯苓 10 克　甘草 3 克　生姜 3 克　薄荷^{后下} 6 克

【功用】疏肝健脾，养血安神。

【主治】肝郁血虚、心神不宁之不寐。失眠，两胁胀痛，性急易怒，头痛目眩，乳房胀痛，妇女月经不调，舌淡，苔白，脉弦细。

【方解】本方由逍遥散加炒枣仁、丹皮、党参而成，逍遥散出自《太平惠民和剂局方》。方中柴胡疏肝解郁，使肝气条达，炒枣仁性味甘平，入心肝经，宁心安神，共为君药；当归甘辛苦温，养血和血，白芍酸苦微寒，养血敛阴，柔肝缓急，归芍与柴胡同用，补肝体而助肝用，使血和则肝和，血充则肝柔，丹皮可泻血中伏火，故当归、白芍、丹皮共为臣药；木郁不达，脾虚不运，以茯苓、白术、党参补益脾土，能实土以御木侮，且使营血生化有源，心气安宁，生姜降逆和中，能辛散达郁，加薄荷少许疏散郁遏之气，透达肝经郁热，共为佐药；炙甘草调和诸药，为使药。诸药并举，使肝郁得疏，血虚得养，魂归其舍，心神自宁。

【加减】

1. 肝郁甚者，加香附、郁金行气解郁。

2. 血虚甚者，加熟地养血补虚。

3. 肝郁化火者，加栀子清肝泻火。

4. 肝郁血瘀者，加赤芍活血化瘀。

【临床应用】

1. 本方治疗肝气郁滞之失眠，以两胁胀痛、性急易怒、乳房胀痛、妇女月经不调、脉弦为辨证要点。多用于情志不舒、抑郁恼怒致肝气郁结，郁而化火，扰动心神而不寐者。

2. 用于焦虑/抑郁状态、顽固性失眠等见肝郁之证者均可应用。

3. 虚证失眠者勿用。

（六）健脾安神汤

【组方】炙黄芪 12 克　炒枣仁 20 克　太子参 10 克　炒白术 10 克　远志 6 克　夜交藤 10 克　龙眼肉 10 克　茯苓 10 克　木香 3 克　当归 10 克　炙甘草 3 克

【功用】益气养血，健脾安神。

【主治】心脾两虚、心神失养之失眠证。失眠健忘，心悸怔忡，体倦食少，脘胀便溏，舌淡苔白，脉细弱。

【方解】本方由归脾汤去生姜、大枣加夜交藤而成，归脾汤出自《济生方》。

方中炙黄芪补脾益气,炒枣仁养心安神,共为君药;太子参微苦性平,补益肺脾,养阴生津,白术健脾燥湿,助黄芪益气,茯苓补血养心,以生脾土,远志苦泄心热,夜交藤甘平入心肝经宁心安神,龙眼肉益阴养血而涵阳,共为臣药;佐以当归滋阴养血,木香辛散而行气舒脾,与大量益气健脾药配伍,复中焦运化之功,又能防大剂补益滋腻碍胃,使补而不滞,滋而不腻;炙甘草为使,调和诸药。全方心脾同治,气血并补,气血充足,心神得养则夜寐自安。

【加减】

1. 面白少华、月经量少者,加阿胶、白芍养血补虚。

2. 惊悸不宁、失眠严重者,加生龙齿重镇安神。

3. 脾虚泄泻者,加苍术、车前草渗湿止泻。

【临床应用】

1. 本方治疗脾气亏虚、心血不足之失眠,以心悸怔忡、体倦食少、脘胀便溏、舌淡、脉细弱为辨证要点。多用于劳心、忧思过度致心脾两虚,营血不足,不能奉养心神,致心神不安者。

2. 实证失眠者勿用。

(李艳斐　温蕴洁　整理)

二、徐凌云治疗失眠常用药对

徐凌云教授传承施今墨先生、董德懋教授临证处方用药精髓,主张药味宜精、药量宜轻,有"四两拨千金"的特色。徐教授根据药物的性味归经、升降浮沉、相使相须的理论,经多年临证探索体会,总结出治疗失眠的十五对常用药对。

(一)生地配熟地

生地:甘、苦、寒。气薄味厚,沉而降。归心、肝、肾经。清热凉血,养阴生津。主治热入营血而见舌绛烦渴、斑疹吐衄之症;阴虚内热以及津伤而见口渴、肠燥等症。熟地:甘、微温。味厚气薄,阴中之阳,沉也。归肝、肾经。补血养阴,填精益髓,为补肾养血之要药,主治血虚诸证及肝肾阴虚诸证。

张元素言:"地黄生则大寒而凉血,血热者须用之;熟则微温而补肾,血衰者须用之"。二者配伍,养肾水的同时又可清血热,临床上常用于肾精不足兼有血热者。两者相须而用,以10~30克为宜。肾精不足为主者,加大熟地黄用量;血热为主者,加大生地黄用量。

该药对适用于失眠之肝肾阴虚证。该证是因精血不足,不能上济心火,出现心肾不交,心阳独亢,阳不入阴,而发为不寐。如《景岳全书》所说:"真阴精血之不足,阴阳不交,而神有不安其室耳。"生地、熟地并用,可收滋肾阴、济心火、宁心神之功。

(二)党参配黄芪

党参:甘、平。气味俱薄,浮而升,阳中之阳。归脾、肺经。补脾肺气,补血,生津。主治脾肺气虚证,气血两虚证,及气津两伤证。黄芪:甘、微温。气薄味厚,可升可降,阴中阳。归脾、肺经。健脾补中,升阳举陷,益卫固表,利尿,托毒生肌。主治脾肺气虚证,气虚自汗证,及气血亏虚所致疮疡难溃难腐,或溃久难敛。

徐教授常言:人参补中,黄芪益表。凡内伤脾胃,发热恶寒,吐泻怠卧,胀满痞塞,神短脉微者,当以人参为君,黄芪为臣;若表虚自汗亡阳,溃疡痘疹阴疮者,当以黄芪为君,人参为臣。二者配伍,相须相使,健脾益气之效益彰,临床上常用于中焦脾胃气虚而无明显寒、湿、浊、瘀内阻者。

该药对适用于失眠之心脾气虚证。该证是因中焦脾胃不足,生化乏源,气血亏虚,不能奉养心神,心失所养,导致不寐。以党参、黄芪补益中焦脾胃之气,使生化有源、气血健旺、心神得养而不寐自消。一般剂量以 10~30 克为宜,气虚甚者可用至 60 克。其中党参偏于补中,黄芪尚有固表之能,对于表虚不固者,可加大黄芪剂量。对于久病、体弱者,初始用量宜小,据耐受程度而逐渐加量,并可换生黄芪为炙黄芪以增加温养中焦之力。对于兼夹有寒、湿、浊、瘀者,则适当减量,或先去浊邪,再行调补。

(三)附子配干姜

附子:辛、甘、大热,有毒。气厚味薄,可升可降,阳中之阴,浮中沉,无所不至。归心、肾、脾经。回阳救逆,补火助阳,散寒止痛。主治心、脾、肾诸脏阳气虚弱之亡阳证、阳虚证及经络中风寒湿邪所致的寒痹证。干姜:辛、热。气薄味厚,半沉半浮,可升可降,阳中之阴。归脾、胃、肾、心、肺经。温中散寒,回阳通脉,温肺化饮。主治腹痛,呕吐,泄泻等中焦寒证;亡阳证及寒饮咳喘等症。

《本草求真》云:"干姜,大热无毒,守而不走,凡胃中虚冷,元阳欲绝,合以附子同用,则能回阳立效,故书有'附子无姜不热'之句,仲景四逆、白通、姜附皆用之。"《本经疏证》云:"有姜无附,难收斩将夺旗之功;有附无姜,难取坚壁不动之效。"对于心肾阳虚、阴寒内盛之证,用之可起温阳气、散寒湿的作用,附子从小剂量(3 克)逐渐增加用量。温补中焦则单用、重用干姜即可。

该药对适用于失眠之阳气虚弱、寒湿内阻证。该证是因阳气虚弱,阴寒内盛,逼迫阳气外越,不能归藏于阴所致。附子、干姜均可温中散寒,使阳虚得补、寒湿得化而不寐消除。一般剂量以 3~10 克为宜。若单见脾阳不足,则加大干姜剂量单用即可;兼有心肾之阳不足,或内寒较甚者,则姜附合用,并可据证加量使用附子。

(四)熟地黄配酸枣仁

熟地同前。炒酸枣仁味甘、酸,性平。归心、脾、肝、胆经。滋养心肝,安神,敛汗。主治阴血不足,虚烦不寐,惊悸怔忡,失眠健忘,烦渴,体虚多汗。

《本草纲目》记录枣仁"熟用疗胆虚不得眠,烦渴虚汗之症;生用疗胆热好眠,皆足厥阴少阳药也"。《名医别录》则记录枣仁"主烦心不得眠,脐上下痛,血转久泄,虚汗烦渴,补中,益肝气,坚筋骨,助阴气,令人肥健。"另有典籍明确论述生酸枣仁与炒酸枣仁的区别。《本草拾遗》曰:"睡多生使,不得睡炒熟。"

该药对适用于失眠之肾阴亏虚、心神不宁证。肾育元阴元阳,为五脏之本,肝肾同源,肾阴不足必致肝阴内亏,虚火内生,内扰心神,以致不寐。熟地黄以滋阴补血为要,功在补血填精、滋肾养肝,炒酸枣仁收敛津液,养心益肝,又可清肝胆虚热,两药同用以滋肾阴、清肝热、养心安神。《金匮要略》酸枣仁汤治疗虚烦不得眠,便是运用酸枣仁治疗肝虚有热之失眠的典型。炒枣仁用量10~20克,对于顽固性失眠可用至30克,若效果不佳,应调整辨证方向,而不是一味加大安神药的剂量。

(五)枸杞子配菊花

枸杞子味甘,性平。归肝、肾、肺经。养肝,滋阴,润肺。主治肝肾阴虚诸症。菊花味甘、微苦、辛,性微寒。归肺、肝经。疏散风热,平抑肝阳,清肝明目,清热解毒。主治风热感冒;肝肾不足、肝阳上亢之头痛眩晕;既能疏散肝经风热,又可清泄肝热,故可用治肝经风热或肝火上攻所致目赤肿痛;清热解毒,尤善解疔毒,故可用治疗疮肿毒。

《神农本草经》记载:"枸杞久服能坚筋骨、耐寒暑,轻身不老,乃中药中之上品。"《本草纲目》记载:"枸杞子甘平而润,性滋补……能补肾、润肺、生精、益气,此乃平补之药。"张锡纯《医学衷中参西录》认为:"枸杞子味甘,多液,性微凉。为滋补肝肾最良之药,故其性善明目,退虚热,壮筋骨,除腰疼,久久服之,延年益寿,此皆滋肝肾之功也。"可见本品最善滋补肝肾之阴。《神农本草经》记载:菊花"主诸风头眩、肿痛,目欲脱,泪出,皮肤死肌,恶风湿痹,利血气。"本品具清泄肝热、平肝潜阳、调畅气机之功。

该药对适用于肝肾阴虚、肝阳上亢、心神不宁之失眠。另外,以他证为主,兼有肝肾不足者,亦可加入该药对以补肾清肝。枸杞子用量10~20克,菊花5~15克。失眠为慢性疾病,一般病程较长,多数患者疗程较长,需1~3个月不等,而上述两药皆为药食两用之品,无明显毒副作用,故适宜长期服用。

(六) 生地黄配百合

生地黄味甘、苦,性寒。归心、肝、肾经。清热生津,滋阴养血。主治阴虚发热,热入营血,内热消渴,吐血,衄血,血崩,津伤口渴,阴伤便秘等。新鲜者为鲜地黄,甘寒多汁,略带苦味,性凉而不滞,质润而不腻,滋阴之力虽弱,但长于清热凉血,泻火除烦,多用于血热邪盛、阴虚津亏者;烘干者为干地黄,味厚气薄,甘寒质润,凉血之力稍逊,但长于养心肾之阴,故血热阴伤及阴虚发热者宜之。百合味甘,微苦,性微寒,气味稍缓,甘中有收。归心、肺经。养阴润肺,清心安神。主治阴虚久嗽,痰中带血,热病后期,余热未清,阴虚有热之失眠心悸,亦可治疗神志恍惚,情绪不能自主,口苦、小便赤、脉微数等为主的百合病心肺阴虚内热证。

《素问·灵兰秘典论》云:"心者,君主之官也,神明出焉"。《灵枢·邪客》曰:"心者,五藏六府之大主也,精神之所舍也"。心主血脉,又主神志,故而神志的正常与否与血密切相关。病理状况下,如阴虚火旺,可导致精神意识思维异常,而出现失眠、多梦、神志不清,甚至谵狂;亦可出现反应迟钝、健忘、精神委顿,甚则昏迷。此时自当凉血宁血以安心神,生地主之。《本草述》曰:"百合之功,在益气而兼之利气,在养正而更能去邪,故李氏谓其为渗利和中之美药也。如伤寒百合病,《要略》言其行住坐卧,皆不能定,如有神灵,此可想见其邪正相干,乱于胸中之故,而此味用之以为主治者,其义可思也。"可见本品有心肺同治之功。生地黄主治心肾,百合主治心肺。肺属金,肾属水,金水相生。肺阴充足,输精于肾,使肾阴充盛,保证肾的功能旺盛;水能润金,肾阴为一身阴液之根本,肾阴充足,循经上润于肺,保证肺气清宁,宣降正常。诚如《理虚元鉴》所言:"专补肾水者,不如补肺滋其源"。

该药对适用于心肺阴虚之失眠多梦,兼见神志恍惚、沉默少言、欲睡不能睡、心悸烦躁、口干口苦、小便赤、舌红少苔、脉象细数者。取《金匮要略》百合地黄汤之义,生地黄入心肾经,滋下焦阴分,清上焦虚火,凉血除烦助安神,百合入心肺经,养阴润肺,清心安神,二者配伍,心肺同治,金水相生,共奏滋阴安神之功。用量10~30克,口干者加大百合药量,胃肠不适、腹泻者减少生地用量。

(七) 女贞子配旱莲草

女贞子性凉,味甘、苦,归肝、肾经。补益肝肾,明目,清虚热。主治肝肾阴虚,腰酸耳鸣,须发早白;头晕目眩,视物昏花;阴虚发热。旱莲草性微寒,味甘、酸,归肾、肝经。滋补肝肾,乌须固齿,凉血止血。主治肝肾不足,眩晕耳鸣,视物昏花,腰膝酸软,发白齿摇,劳淋带浊,咯血,吐血,衄血,尿血,血痢,崩漏,外伤出血。

《神农本草经》列女贞子为"上品",可"补中,安五脏,养精神,除百疾,久服肥健,轻身不老。"《本草经疏》中记载:"女贞子……气味俱阴,正入肾除热补精之要品,肾得补,则五脏自安,精神自足,百病去而身肥健矣。"《本草纲目》记载:旱莲草可"乌髭发,益肾阴"。二药伍用,名"二至丸",《医方集解》释云:本方"补腰膝,壮筋骨,强阴肾,乌髭发"。二药相须为用,则补肝肾之力更强。女贞子为清补之品,补而不滞是其特点;旱莲草除滋养肝肾外,尚能泻热凉血止血。

该药对适用于肾阴不足,相火妄动,肝阳易扰所致失眠多梦者,用本方滋肾水而涵肝木、清虚火而宁心神。徐教授尤善用其治疗更年期失眠症。失眠症是妇女更年期常见并发症,妇女年届"七七",肾气渐衰,天癸枯竭,冲任二脉虚衰。肝藏血,肾藏精,精血同源。肝肾不足,精血亏耗,阴阳失衡,阴亏于下,阳亢于上,则终夜烦扰而不得眠。现代药理研究显示:单味女贞子治疗围绝经期综合征临床症状疗效显著,治疗后雌二醇(E2)水平显著升高,促卵泡成熟激素(FSH)、促黄体生成素(LH)水平均显著下降。

(八) 黄连配肉桂

黄连:味苦,性寒,归心、肝、胃、大肠经。清热泻火,燥湿解毒。主治湿热痞满,呕吐吞酸,泻痢,黄疸,高热神昏,心火亢盛,心烦不寐,血热吐衄,目赤,牙痛,消渴,痈肿疔疮。肉桂:味辛、甘,性大热,归肾、脾、心、肝经。补火助阳,引火归原,散寒止痛,活血通经。主治阳痿、宫冷、腰膝冷痛、阳虚眩晕、心腹冷痛、虚寒吐泻、寒疝、经闭、痛经。

二药伍用,名"交泰丸"。清代王士雄《四科简要方》云:"生川连五钱,肉桂心五分,研细,白蜜丸,空心淡盐汤下,治心肾不交,怔忡无寐,名交泰丸"。方取黄连苦寒,入少阴心经,清心泻火以制偏亢之心阳;肉桂辛热,入少阴肾经,温补下元以扶不足之肾阳。用于心火亢盛,肾阳不足所致的心肾不交,夜寐不宁。两药相配,攻补兼施,寒热并用,交通心肾,水火既济。正如《本草新编》所说:"黄连、肉桂寒热实相反,似乎不可并用,而实有并用而成功者,盖黄连入心,肉桂入肾也。……黄连与肉桂同用,则心肾交于顷刻,又何梦之不安乎?"

徐教授喜用该药对,可适用于各种类型失眠,在辨证处方基础上加黄连3~9克、肉桂3克,交通心肾,效果颇佳。

(九) 炒枣仁配夜交藤

炒枣仁同前。夜交藤:又名首乌藤,味甘,性平。归心、肝经。本品既能补养阴血、养心安神,治疗阴血虚少之失眠多梦、心神不宁;又能祛风通络止痛,用于血虚身痛、风湿痹痛;亦可祛风湿止痒,用于皮肤瘙痒。

《医醇賸义》中载:"治彻夜不寐……夜交藤四钱……少煎服。"《本草正义》谓夜交藤"治夜少安寐,取其引阳入阴耳。"与炒枣仁同用,加强养心安神作用。

该药对适用于肝阴亏虚、心血不足所致心神不宁、虚烦不眠、多梦之症。轻症可只用炒枣仁,对于失眠较重及顽固性失眠患者,加用夜交藤15~30克,补肝宁心,养血安神。徐教授曾治疗一中年女性患者,仅用炒枣仁、夜交藤两味,使睡眠时间从4小时延长到6小时。

(十)苍术配黄柏

苍术:味辛、苦,性温。归脾、胃、肝经。本品苦温燥湿以祛湿浊,辛香健脾以和脾胃,主治湿阻中焦之脘腹胀闷、呕恶食少等症;长于祛湿,故痹证湿盛者尤宜;辛香燥烈,能开肌腠而发汗,故可用于风寒挟湿表证。黄柏:味苦,性寒。归肾、膀胱、大肠经。清热燥湿,泻火解毒,退热除蒸。本品苦寒沉降,善泻下焦湿热,可治湿热下注之淋证、带下、泻痢、黄疸、脚气、痿证等;主入肾经,泻相火,故善治阴虚火旺之骨蒸潮热、盗汗等;亦可治疗疮疡肿毒,湿疹瘙痒。

苍术配黄柏称为"二妙散",出自《丹溪心法》,主治湿热下注,筋骨疼痛,脚膝无力;或足膝红肿热痛;或下部湿疮;以及湿热带下、小便短赤,舌苔黄腻等症。二药参合,一温一寒,相互制约,相互为用,并走于下,清热燥湿的作用增强。

该药对适用于失眠兼有下焦湿热者,常用剂量为苍术5~15克,黄柏3~9克,随症加减。

(十一)生龙骨配生牡蛎

龙骨:味甘、涩,性平。质重,沉降,归心、肝、肾经。镇惊安神、平肝潜阳、收敛固涩。为重镇安神之常用药,配合酸枣仁、柏子仁、菖蒲、远志、琥珀等安神之品,治疗心悸失眠、健忘多梦等症;配合牛黄、胆南星、钩藤等治疗痰热内盛之惊痫癫狂;本品入肝经,质重沉降,有较强的平肝潜阳作用,治疗肝阴不足、肝阳上亢之头晕目眩;又其味涩能敛,可治疗滑脱诸症,疮疡久溃不敛等。用量15~30克,宜先煎,镇惊安神、平肝潜阳宜生用,收敛固涩宜煅用。牡蛎:味咸,微寒。质重,沉降,归肝、胆、肾经。重镇安神、平肝潜阳、软坚散结、收敛固涩。主治心神不安、失眠怔忡,肝阳上亢、头晕目眩,滑脱诸证;另外,本品软坚散结,可以治疗痰核、瘰疬、瘿瘤、癥瘕积聚;煅用亦可制酸止痛。用量15~30克,宜先煎,收敛固涩宜煅用,其他宜生用。

龙骨、牡蛎作用相似,但龙骨长于镇惊安神,收敛固涩之功优于牡蛎;牡蛎平肝潜阳之功显著,又有软坚散结之效。二者并用可相互取长补短,增强疗效。

徐教授临床常用此药对治疗失眠经久难愈者,取其重镇安神之功。与清热、化痰、理气、活血类方剂合用治疗失眠实证,与益气健脾、养血滋阴类方剂合用治疗失眠虚证。二者均生用,然此属矿石之品,性凉,恐伤脾胃,对于脾胃虚弱者宜加神曲、白术、茯苓、山药等顾护脾胃。

(十二)薏苡仁配山药

薏苡仁:味甘、淡,性凉。归脾、胃、肺经。利水消肿,渗湿健脾,除痹,清热排脓。淡则渗,甘则补,故既能利水又能健脾补中,常用于脾虚湿盛之水肿、小便不利、泄泻等症;本品性凉,可清肺肠之热,治疗肺痈、肠痈,如苇茎汤、薏苡附子败酱散。生用则清利湿热,炒用则健脾止泻。用量 10~30 克。山药:味甘,性平。归脾、肺、肾经。益气养阴、补脾肺肾、固精止带。该药性味平和,药食两用,善补肺脾肾之气阴,补益而不壅滞,且略有收涩之性,对于滑脱诸症亦可加减使用。用量 15~30 克。

《神农本草经》言:山药"补中,益气力,长肌肉。"张锡纯谓其"色白入肺,味甘归脾,液浓益肾,能滋润血脉,固摄气化,宁嗽定喘,强志育神,性平可以常服多服,宜用生者煮汁饮之,不可炒用。"其验方一味薯蓣饮,以山药一味药,煮汁频饮,可治劳瘵发热,或喘或嗽,或自汗,或心中怔忡,或因小便不利,至大便滑泻,及一切阴分亏损之证。

该药对适用于脾虚湿困、心神失养之失眠。此证由于脾气亏虚,运化不利,气血生化不足,水谷精微不能上奉与心,导致心神失养,而致失眠,兼有心悸健忘、纳呆食少、腹胀便溏等症。徐教授多以此药对配合党参、白术、茯苓健脾益气,炒谷芽、炒麦芽健胃消食,炒枣仁、夜交藤等养血安神。大便不成形、次数多者用麸炒薏苡仁,兼有内热者用生薏苡仁。

(十三)枳壳配白术

枳壳:味苦、辛、酸,性微寒。归脾、胃、大肠经。行气开胸,宽中除胀。主治食积证、胃肠热结气滞证,痰滞胸脘痞满等。白术:味甘、苦,性温。归脾、胃经。功用:益气健脾,燥湿利水,止汗,安胎。主治:脾胃气虚,运化无力,食少便溏,脘腹胀满,肢软神疲等证;亦能益气固表止汗、安胎,用于气虚自汗、脾虚胎动不安。炒用可增强补气健脾止泻作用。

枳壳与枳实系一物二种,作用相似,但枳壳性缓,枳实性烈;枳壳性浮,枳实性沉。明代李士材说:"自东垣分枳壳治高,枳实治下;好古分枳壳治气,枳实治血。"张锡纯谓:白术"具土德之全,为后天资生之要药,故能于金、木、水、火四脏,皆能有所补益也。"《金匮要略》有枳术汤,《水气病脉证并治第十四》云:"心下坚,大如盘,边如旋盘,水饮所作,枳术汤主之。"是方用枳实七枚、白术二两,治疗脾虚气滞水停之胃脘疼痛、脘痞不适诸症。

徐教授改枳实为枳壳,作用和缓,以防枳实性烈伤及脾胃之气。二药相伍,白术补气健脾,枳壳行气消积除满,一补一消,一守一走,相互制约,相互为用,助脾胃升清降浊之枢机,以达补而不滞、消不伤正、健脾强胃、消食化积、消痞除满之功。《素问·逆调论》曰:"阳明者胃脉也,胃者六府之海,其气亦下行,阳明逆不得从其道,故不得卧也。《下经》曰:胃不和则卧不安。"该药对常用于治疗脾虚食滞之失眠。若以脾虚为主,重用白术;以气滞食积为主,重用枳壳。

(十四) 炒麦芽与炒谷芽

麦芽:味甘,性平。归脾、胃、肝经。消食健胃,回乳消胀,疏肝解郁。主治米面薯芋食滞证,断乳、乳房胀痛,肝气郁滞或肝胃不和之胁痛、脘腹痛等。谷芽:味甘,性温。归脾、胃经。消食和中,健脾开胃。主治米面薯芋食滞证及脾虚食少消化不良。

徐教授临床常二者相须为用,且喜炒用,常用剂量均为10~30克。联用以增加健脾消食和胃之功,且炒后气香入脾,兼可醒脾开胃,作用和缓,效果更佳。多用于失眠兼有食积、消化不良者。轻者以炒谷芽10克、炒麦芽10克,重者加量,并加鸡内金、神曲以助消食和胃之功。徐教授曾治一七旬老人,经常纳呆、少寐,仅用炒谷芽和炒麦芽两味药,即胃口开,寐香甜。

(十五) 莱菔子配火麻仁

莱菔子:味辛、甘,性平。归脾、胃、肺经。消食除胀,降气化痰。主治食积气滞,咳嗽痰多,胸闷食少证。火麻仁:味甘,性平;归脾、胃、大肠经。善润肠通便,用于肠燥便秘。

《本草纲目》言莱菔子"下气定喘,治痰,消食,除胀,利大小便,止气痛,下痢后重,发疮疹。"《神农本草经》载火麻仁"补中益气,久服肥健。"《药品化义》云:"麻仁,能润肠,体润能去燥,专利大肠气结便秘。凡年老血液枯燥,产后气血不顺,病后元气未复,或禀弱不能运行者皆治。"

该药对适用于失眠兼有大便秘结者。二者常用量均为5~15克。火麻仁滑利下行,走而不守,润肠通便;莱菔子入气分,行气除胀,善下行;二药合用,一润肠道,一助行气,增强了通便作用。对于脾胃不和、腑气不通、胃不和而致卧不安者,大便通畅,气机调顺,脾胃自合,夜寐亦安。对于年迈体虚者,火麻仁应由小量始用。

(高峰 靳艳果 整理)

徐凌云治疗失眠经验传承

徐凌云教授是董德懋名老中医的学术继承人，是施今墨先生的再传弟子，从医四十余载，临床经验丰富，善治心肺疾病、脾胃疾病、睡眠障碍，尤其对老年失眠从肝脾肾三脏辨治颇有见解，现将其辨证治疗老年失眠的临床经验总结如下。

1. **病因病机**　失眠病机总属阴阳失调，阳不入阴所致。《素问·上古天真论》"女子七七，任脉虚，太冲脉少，天癸竭"，"男子八八，则齿发去。肾者主水，受五脏六腑之精而藏之，故五脏盛乃能泻。今五脏皆衰，筋骨解堕，天癸尽矣，故发鬓白，身体重，行步不正"，阐述了老年期的生理特点为阴阳气血失调、脏腑津液亏虚。徐教授认为，辨治老年失眠，当以气血津液为本，络属于脏腑，病位在心，与肝脾肺肾胆等脏腑关系密切，尤以肝、脾、肾三脏为要。在肝以肝郁血虚为多。《血证论》言："肝藏魂，人寤则魂游于目，寐则魂返于肝"。近年来空巢老人日渐增多，他们缺少关爱，缺乏倾述，本已年高体虚，加之情志不遂，气机紊乱，肝气郁滞，气郁生火，灼伤阴血，上扰心神，心神不宁，肝不藏血，血不舍魂，神魂不安，发为失眠。在脾以气血两虚、脾胃失和为主。老年人脾胃运化无能，气血生化不足，供应匮乏，营血虚少，脉道不充，血流不畅，以致神魂不能藏蛰，志意不能揆度而失眠。正如《灵枢·营卫生会》所说："老者之气血衰，其肌肉枯，气道涩，五脏之气相搏，其营气衰少而卫气内伐，故昼不精，夜不瞑"。在肾以肾阴亏虚为著。肾阴不足，心肾不交，水火失于既济，心火独亢于上，不能下交于肾，心阴不足，君火扰神，故而失眠。即《景岳全书·杂证谟》所言："真精阴血之不足，阴阳不交，而神有不安其室耳"。

总之，徐教授认为：老年失眠以肝郁、脾虚、肾虚为主，故在肝宜疏宜补，在脾在肾宜补。

2. **辨治经验**

（1）从肝论治：徐教授常用疏肝安神汤治疗肝郁血虚、心神不宁之失眠，此方由加味逍遥散化裁而成，疏肝健脾，养血安神，并配合心理疏导。主治老年肝郁脾虚、心神不宁之失眠,症见入睡困难,情志抑郁,两胁胀满,胸闷太息,烦躁易怒,脘腹胀满,便溏,舌淡红,苔薄,脉弦细。

疏肝安神汤基本方:柴胡6克,炒枣仁20克,当归10克,白芍10克,丹皮6克,党参12克,白术10克,茯苓10克,甘草3克,生姜3克,薄荷^{后下}6克。

临床加减:肝郁气滞甚,加香附、郁金行气解郁;血虚甚,加熟地养血补虚;肝郁化火,面红目赤,口干口苦,加栀子清肝泻火;肝郁血瘀,胁肋刺痛,加赤芍活血止痛;心神不宁甚,加合欢皮宁心安神;脾虚泄泻,加苍术化湿健脾。

(2)从脾论治:徐教授常用健脾安神汤治疗心脾两虚之失眠,此方为归脾汤化裁而成,补益气血,健脾宁心。主治老年气血两虚、心神不宁之失眠,症见入睡困难,多梦易醒,心悸健忘,头晕乏力,纳呆食少,腹胀便溏,面色萎黄,舌质淡嫩,脉细无力。

健脾安神汤基本方:炙黄芪12克,炒枣仁20克,太子参10克,炒白术10克,远志6克,夜交藤10克,龙眼肉10克,茯苓10克,木香3克,当归10克,炙甘草3克。

临床加减:气虚甚,乏力明显者,去太子参加红参益气;兼有肝肾不足,双目干涩、腰膝酸软者,加生地或熟地、枸杞子滋补肝肾、填精益髓;食滞者,加莱菔子、鸡内金消食导滞;心神不宁,加合欢皮;脾虚泄泻,加苍术、车前草以渗湿止泻;脾胃失和,加生姜、大枣调和中焦。

(3)从肾论治:徐教授常用补肾安神汤治疗肝肾阴虚之失眠,此方由杞菊地黄丸加炒枣仁、夜交藤化裁而成,滋肾养肝,宁心安神。徐教授扩大了杞菊地黄丸的应用范围,主治老年肝肾阴虚失眠,症见失眠,头晕耳鸣,腰膝酸软,盗汗,五心烦热,口干舌燥,舌红少苔,脉细数。

补肾安神汤基本方:枸杞子10克,熟地15克,山萸肉10克,山药10克,炒枣仁20克,泽泻10克,茯苓10克,牡丹皮10克,菊花10克,夜交藤15克。建议午餐及晚餐后服用。

临床加减:心肾不交者,加黄连、肉桂交通心肾;气虚者,加太子参、黄芪以益气;阴虚内热者,加知母、生地清虚热;肝阳上亢者,加钩藤、天麻平肝潜阳;心肝火旺者,加龙胆草、黄芩清热泻火;腑气不通者,加莱菔子、火麻仁、酒大黄通腑泄浊;痰浊者,重用泽泻。

3. 验案举隅

病案一:

庞某某,女,66岁,2012年9月25日初诊。

患者3个月前出现少寐,夜寐4~5小时,易醒,心烦,胸闷,善太息,脘腹胀满,纳少,小便可,大便稀溏,舌质红,苔白厚腻,脉弦细。

中医诊断:失眠,辨证为肝郁脾虚、心神不宁,治以疏肝健脾、养血安神,方用疏肝安神汤化裁。

处方:柴胡5克,炒枣仁15克,当归10克,白芍10克,党参6克,炒白术10克,茯苓10克,郁金10克,丹参10克,赤芍10克,干姜3克,薄荷6克,炙甘草3克。6剂,水煎服,日一剂。并进行心理疏导。

二诊:患者可寐5~6小时,餐后腹胀甚,纳可,大便少而溏,小便可,舌质红,苔白厚腻,脉弦细。上方加苍术10克、干姜加量至5克,继服6剂。

三诊:可寐6~7小时,餐后腹胀较前明显减轻,纳可,二便调。效不更方,继用前方6剂。药后夜寐6~7小时,诸症皆愈。

病案二:

王某某,男,67岁,2012年10月10日初诊。

患者半年前出现少寐,入睡困难,仅寐3小时,醒后难寐,心悸健忘,头晕乏力,食少腹胀,大便溏薄,日三四行,小便可,舌淡,苔白厚腻,脉沉细弱。

中医诊断:失眠,辨证属气血亏虚、心神不宁,治以补益心脾、养血安神,方用健脾安神汤化裁。

处方:炙黄芪10克,炒枣仁10克,党参10克,炒白术10克,当归5克,茯苓10克,远志10克,木香3克,龙眼肉10克,干姜3克,苍术6克,炙甘草3克。6剂,水煎服,日一剂。

二诊:患者仍寐3小时,但餐后腹胀明显好转,大便溏,日一行,舌淡,苔白厚腻,脉沉细弱。上方加合欢皮10克,继服6剂。

三诊:患者可寐4~5小时,醒后仍可再寐,无腹胀,四末不温,大便成形,每日一行,舌质淡,苔白,脉细。前方炙黄芪加至12克、炒枣仁加至15克,再进6剂。

四诊:患者可寐5~7小时,精神好,纳可,二便可,舌质红,苔薄白,脉沉细。继用前方7剂巩固而愈。

病案三:

代某某,女,66岁,2012年9月19日初诊。

患者少寐10余年,平素寐3~4小时,重则彻夜不寐,间断服用中药及百乐眠治疗,未见显著效果,耳鸣,腰酸,目干涩,畏寒,纳可,大便一二日一行,小便黄,舌淡暗,苔厚微腻,脉弦细。

中医诊断:失眠,辨证属肝肾阴虚、心神不宁,治以滋肾养肝、宁心安神,方用补肾安神汤化裁。

处方:枸杞子10克,熟地15克,生地15克,山萸肉10克,山药15克,泽泻10克,茯苓10克,炒枣仁20克,菊花10克,太子参10克,合欢皮10克,枳壳10克,丹参10克,知母3克,杜仲10克,川断10克,炙甘草3克。7剂,水煎服,日一剂,午餐及晚餐后服用。

二诊:患者可寐5小时,腰酸畏寒明显好转,偶有耳鸣,目涩,乏力,纳可,二便调,舌脉同前。前方减川断、知母、合欢皮、丹参,炒枣仁减至 15 克,枳壳减至 3 克,继服 10 剂。

三诊:药后可寐 5~6 小时,不需服用百乐眠等安眠药物,仍感乏力,余症明显减轻,小便可,大便日二三行,不成形,舌淡暗,苔白腻,脉弦细。将二诊方去太子参,加党参 10 克、炒白术 10 克,继服 10 剂。

四诊:患者可寐 6~7 小时,腰酸、畏寒、目涩、乏力等症已愈,偶有耳鸣,纳可,大便成形,日一二行,夜尿一二次,舌质暗,边有溃疡,苔白,脉弦细小数。继用前方 6 剂,并予杞菊地黄丸每服 9 克,每日 2 次,午餐及晚餐后服用,连服 15 天。3 个月后随访,未再发失眠。

4. 体会

失眠治疗总以协调脏腑阴阳气血平衡为要。①首辨虚实:由于老年期的特殊体质特点,徐教授认为:老年失眠以虚证为主,亦有虚实夹杂之证,宜辨清脏腑阴阳气血盛衰所在,脏腑尤以肝、脾、肾为主,应统筹兼顾,分清主次、因果、轻重、缓急、灵活加减运用。②用药法度:辨证论治为中医精髓,徐教授创疏肝、健脾、补肾安神汤治疗老年失眠,但并不是提倡一方一药专治一病,临证遣药组方仍应遵循辨证论治之原则,方能有助于从病中求证,证中求病,不断发现新的治疗方法。③徐教授治疗失眠除药物治疗外,注重非药物疗法,如心理疏导法、按摩法、养生操疗法、饮食疗法等。

总之,中医治疗老年失眠应从整体观出发,以辨证论治为基础,各种治疗方法相结合,方可收到良好的临床疗效。

二、徐凌云治疗女性失眠的经验

徐凌云教授是全国著名中医董德懋教授的学术继承人,中国中医科学院名老中医,世界中医药联合会睡眠医学专业委员会常务理事,长期从事睡眠障碍疾病研究,认为女性失眠治疗当以血气为纲,积累了丰富的临床经验。现整理其治疗女性失眠的经验,以飨读者。

1. 病因病机 女性以肝为先天,以血为宝。女性经前气血蕴壅,易郁易躁;经后血海亏空,或虚或疲;妊娠气血养胎,分娩失血耗气;泌乳化自气血,喂养亦颇劳神;围绝经期肝肾下亏,则阳浮易扰。故女性失眠,以血为本,以气为标。女性以血为本,且血常不足,故其失眠首要病证是血虚。神魂寓于血而又养于血,血盛则神魂旺,血虚则神魂怯。心藏脉,脉舍神,血不养心,则心神不宁;肝藏血,血舍魂,血不荣肝,则魂不守舍。神魂不安,发为失眠。阴血不足,脏失濡润,则脏躁神烦,如有神灵,欲卧不得卧,欲眠不得眠,亦多失眠。血虚或滞,化生瘀血,瘀血不去,新血不生,神魂失养,发为失眠。忧愁思虑,久而不解，忧愁过度，心血耗伤，思虑日久，脾气郁结，心脾两伤，气血亏虚，神魂失养，发为失眠。又女性属阴，胆气固弱，惊恐猝至，决断无权，神魂不定，遂至失眠。女性失眠，每以气为标。女性属阴，以阴血为质，阳气不盛，加之心细敏感，情绪波动较大，肝气易于抑郁而欠舒畅，故七情郁结，情志所伤，也是女性失眠的重要病因。女性或有情志抑郁，肝气不舒，魂不守舍，发为失眠；或气郁日久化火生热，火热扰动，神魂不安，发为失眠；或气郁阳升，上扰清空，神魂不守，飞扬游荡，发为失眠；更有气滞而血瘀者，瘀阻血脉，神魂不宁，发为失眠。

2. 辨治经验 徐教授认为女性失眠可统以两端：一曰血虚失眠，一曰气郁失眠。血虚失眠，治以养血滋阴为首务；气郁失眠，治以疏肝解郁为常法。

（1）血虚失眠：临床常见入睡困难，多梦易醒，睡眠轻浅，头晕目眩，心悸健忘，面色少华，唇甲色淡，舌淡苔白，脉细弱。治疗首先注重阴血，经后、乳中者更需着意，多以四物汤养血和血，助以安神。血虚及阴者，头晕目眩，咽干口燥，五心烦热，舌红少苔，脉细数，兼以滋阴清热，合杞菊地黄丸；脏躁不安者，神志恍惚，喜悲伤欲哭，辅以润肺宁神，合百合地黄汤、甘麦大枣汤；心脾两虚者，心悸气短，纳呆食少，直需补益心脾，主用归脾汤；胆虚痰郁，决断无权者，心悸怔忡，胆怯易惊，如人将捕之，宜温胆宁心，用十味温胆汤。

（2）气郁失眠：临床常见入睡困难，噩梦纷纭，心烦急躁，胸闷太息，两胁胀痛，月经不调，舌淡红苔白，脉弦。治疗常用加味逍遥散，疏肝理气，助以安神。肝郁化火者，面红目赤，口苦口渴，便干尿黄，舌红苔黄，脉弦数，常加牡丹皮、炒栀子，以清肝泻火；肝阳上亢者，头晕目眩，头痛耳鸣，面赤烘热，舌红苔黄，脉弦数，每增钩藤、菊花、珍珠母，以平肝潜阳；化火伤阴者，五心烦热，潮热盗汗，面赤颧红，舌红少苔，脉细数，合杞菊地黄丸、一贯煎养阴血；气郁血瘀者，面暗生斑，胁肋刺痛，月经不调，舌暗有瘀斑，脉细涩，合入血府逐瘀汤活血化瘀；肝郁犯脾者，不思饮食，腹胀便溏，疲乏无力，舌淡齿痕，脉细弦，合四君子汤、六君子汤以健脾益气；肝火犯胃者，胃脘胀痛，嗳气吞酸，大便不畅，舌红苔黄厚，脉弦滑，合左金丸、加莱菔子以和胃气。

徐教授治疗失眠，养心安神选用酸枣仁、柏子仁、茯神、远志、五味子、淮小麦、夜交藤等品；重镇安神选用羚羊角粉、珍珠母、灵磁石、龙齿、龙骨、牡蛎等味。在辨证处方基础上联合应用，则安神之效益彰。

3. 验案举隅

病案一：

赵某某，女，32 岁，2012 年 5 月 29 日初诊。

患者 3 年前产后出现失眠，入睡难，夜寐 3 小时，睡而多梦，疲乏无力，纳少，少腹疼痛，二便可，舌淡苔白，脉弦细。

中医诊断：失眠，辨证属阴血两虚，治以养血滋阴，方用杞菊四物汤加减。

处方:当归 10 克,白芍 12 克,生地黄 20 克,熟地黄 12 克,枸杞子 10 克,菊花 10 克,白术 10 克,干姜 3 克,炒枣仁 20 克,夜交藤 15 克,炙甘草 3 克。6 剂,水煎服,日一剂。

二诊:药后入睡难好转,可睡 3~4 小时,仍感乏力,餐后腹胀,余症减轻,舌暗淡苔白,脉弦细。病证好转,前方加太子参 10 克、灵芝 10 克、枳壳 10 克、丹皮 10 克,继服 6 剂。

三诊:药后可睡 4~5 小时,偶可寐 6 小时以上,余症消失,前方减为夜交藤 12 克、枳壳 6 克、丹皮 6 克,再进 6 剂。患者药后可睡 6 小时以上。

按语:本例产后诱发失眠,寐少多梦,疲乏无力,徐教授以阴血不足立论,用杞菊四物汤养血滋阴收功。

病案二:

牛某某,女,40 岁,2012 年 10 月 23 日初诊。

患者 1 个月前因生气出现少寐,夜寐 4~5 小时,心烦急躁,头晕乏力,纳谷不馨,咽痛反酸,偶有腰酸,大便数日一行,小便可,夜尿一二次,舌红,苔白,弦弦。

中医诊断:失眠,证属肝郁犯脾、心神不宁,治以疏肝健脾、宁心安神,方用逍遥散加减。

处方:柴胡 5 克,赤芍 10 克,当归 10 克,白术 10 克,茯苓 10 克,干姜 3 克,薄荷 6 克,炒枣仁 20 克,莱菔子 10 克,火麻仁 5 克,鸡内金 10 克,金银花 10 克。6 剂,水煎服,日一剂。并辅以心理疏导。

二诊:睡眠时间延长至 5~6 小时,仍感腰痛,余症减轻,咽痛止,舌稍红,苔白,脉弦。治以前法,原方去金银花,加枸杞子 10 克、菊花 10 克,继服 6 剂。药后可寐 6~7 小时,诸症消失。

按语:本例因情志不遂,肝气郁结,横逆犯脾,上扰心神,发为不寐。治以疏肝健脾、宁心安神法,方用逍遥散加减取效。

三、徐凌云非药物疗法治疗失眠的经验

徐凌云教授早年跟随国医大师路志正、名老中医董德懋学习,是董德懋名老中医的学术继承人。徐教授从事临床工作四十余年,在治疗疾病及养生中继承发扬了董老调气积精全神的学术思想,尤对失眠的论治颇有心得,常以药物治疗配合调气宁神养生操锻炼,每获良效,现将徐教授应用调气积精全神学术思想及非药物疗法治疗失眠的经验总结如下,以飨读者。

1. 对失眠的认识 失眠,又称不寐,表现为睡眠时间、深度的不足,轻者入睡困难,或寐而不酣,时寐时醒,或醒后不能再寐,重则彻夜不寐,严重影响人们的正常工作、生活、学习和健康,是一种现代流行病和难治病。WHO 曾对 14

个国家 15 个地区的 25916 名在基层医疗机构就诊的患者进行调查,其中 27%有睡眠障碍。美国失眠发病率在 32%~50%,英国为 10%~14%,日本约 20%,法国约 30%。我国黑龙江省的一项调查显示:失眠的发病率为 9.15%,且呈逐年上升的趋势。据专家估计,到 2020 年全球失眠者将达到 7 亿。有效治疗失眠已成为亟待解决的问题。

目前西医药物治疗以苯二氮䓬类、非苯二氮䓬类、部分抗抑郁药、褪黑激素受体激动剂等为主,临床应用中虽有疗效,但常易发生药物依赖性和撤药综合征。近年来中医药治疗失眠临床应用广泛,疗效明显,同时非药物治疗日益受到重视。目前的非药物治疗包括睡眠健康教育、认知-行为疗法、松弛疗法、物理疗法、音乐疗法等,非药物疗法具有安全有效的优势,无论与药物联合还是单独应用均可起到较好的效果。

徐凌云教授常说:"人之寤寐,由心神控制,心神不安,神不守舍,不能由动转静而致不寐"。故在失眠治疗中重视"神"的作用,以调气积精全神学术思想为指导,提出治病必先治神,在使用中药治疗的基础上,创制调气宁神养生操配合锻炼,提高临床疗效。

2. 调气积精全神学术思想

(1)学术溯源:徐教授的调气积精全神学术思想受承于名老中医董德懋。董老受全国佛教协会副主席巨赞法师、马寅初及蒋维乔老先生的影响,专研调气积精全神理论,上及《内经》,下及各家学说,特别崇尚"呼吸精气,独立守神,肌肉若一","积神全神,游行天地之间,视听八达之外"思想以及《勿药元诠》中调息、养生和小周天的理论,逐步形成调气积精全神的学术思想。徐教授秉承此学术思想,在临床实践中以此为指导,创制调气宁神养生操配合锻炼,防病治病。

(2)学术思想概要:精气神三者,是人体生命活动的根本所在。精化生气,提供生命活动的动力,而神是生命活动的主宰和表现形式。精气神三者互相滋生,精充则气足而神全,是人体健康的保证;精亏则气虚而神耗,是人体衰老患病的原因。精气神亦是生命活动的基础,调气宁神养生操的作用核心是调气积精全神,调气则积精,精聚则神全,神全则精积气调。徐教授常说:神为主宰,神为统帅,神为灵魂,治病必先治神,养病必先养神。故在接诊病患时,常嘱其光明思维,树立战胜疾病的信心,保持乐观的心态,元神得充,则神化气,气生精,疾病向愈。失眠病在心神,故在药物治疗的同时,配合非药物疗法调神,可以提高疗效。

(3)调气宁神养生操动作三要领:徐教授临床治疗难治性失眠时,在患者身体条件许可的情况下,除药物治疗外,嘱其坚持做操锻炼以提高疗效,每日锻炼 2 次,每次 20~30 分钟。徐教授每每亲自示范,授以动作要领。

一是调姿,即调整身体的姿势。全身要尽量放松,两腿分开,与肩宽持平,双膝稍屈下蹲,膝盖不超过足尖,两手自然抱球姿态,置于胸前,舌尖轻抵上腭,双目平视微闭。

二是调意,即调节自己的意念。要排除杂念,如不能完全排除杂念,则想远不想近,想虚不念实,如可以随呼吸想象气息的出入上下,自然心静。

三是调息,即调整自己的呼吸。用鼻子吸气呼气,吸气要深至丹田,不能吸到丹田也想象为吸到了丹田,呼气要缓要慢,吸气与呼气时间之比为1:3。

3. 验案举隅

张某,女,45岁,2010年4月12日初诊。

主诉:失眠3年余。

患者平素劳累,入睡难,易醒,夜寐不足3小时,头痛时作,时有心烦,双目干涩,迎风流泪,纳可,二便调,舌尖红,苔薄白,脉弦细小数。

中医诊断:失眠,证属肝肾阴虚、心肾不交,治以滋补肝肾、交通心肾,方选杞菊地黄丸加味。

处方:枸杞子10克,菊花10克,生熟地^各15克,山萸肉10克,生山药10克,牡丹皮10克,茯苓10克,泽泻12克,炒枣仁15克,远志10克。5剂,水煎服,日一剂。

二诊:症状改善不明显,夜寐仅3~4小时,头痛略好转,仍目涩,二便可,舌尖红,苔薄白,脉弦细。继用上方5剂,并教授患者调姿、调意、调息,进行调气宁神养生操锻炼,嘱其每天练习1~2次,开始每次5分钟,渐增至每次20分钟。

三诊:患者头痛、目干涩、流泪明显好转,夜寐增加至5小时,仍入睡难,二便调,情绪稳定,舌尖红,苔薄白,脉弦细。汤药守前方加夜交藤15克,再进5剂,嘱坚持锻炼。

四诊:头痛等症消失,入睡较前好转,每晚睡5~6小时,二便调,舌红,苔薄白,脉细。中药守方7剂,坚持做操锻炼每次20分钟,每日2次。

五诊:患者睡眠正常,精神愉快,精力充沛。嘱继续服用杞菊地黄丸每服9克,每日2次,连服7天,坚持锻炼。1年后随诊,睡眠安好,身体康健。

按语:患者年逾四十,阴气自半,平素劳累,元神受挫,肝肾不足,心肾不交,而致失眠。用杞菊地黄丸加味,滋补肝肾、交通心肾,配合非药物疗法,调气积精全神,宿恙可愈。

（李艳斐　整理）

四、徐凌云运用补肾安神汤配合非药物疗法治疗失眠的经验

补肾安神汤是徐教授治疗肝肾阴虚失眠的经验方,由杞菊地黄丸加减而

成;非药物疗法调气宁神养生操是徐教授秉承董老调气积精全神学术思想创立的一种养生锻炼方法,二者结合运用于临床,使患者病情改善更快,且服用药物疗程缩短,后期仅靠非药物疗法治疗,同时实现养生保健,可谓失眠绿色疗法的典范,患者受益颇多。现将徐教授的治疗经验总结如下,以飨读者。

1. 病因病机 徐教授认为失眠的病机可从阴阳失调、营卫不和、心神不安三方面解释,其中阴阳失调,阴虚不能纳阳,阳亢不能入阴是各种睡眠障碍的总病机;营属阴,卫属阳,营卫不和是阴阳失调的另一种具体表现;"心者,君主之官,神明出焉","盖寐本乎阴,神其主也。神安则寐,神不安则不寐",故心神不安是导致失眠的直接原因。

徐教授认为失眠一病有虚有实,可辨为二十四个证型,其中以肝肾阴虚证最为多见,这与人体生长壮老已的发展规律和生存环境的变化密切相关。《素问·阴阳应象大论》云:"年四十,而阴气自半也,起居衰矣。"人到中年,各脏腑生理功能开始衰退,肾阴渐亏;加之现代社会物欲横流,恣情纵欲耗伤肾阴,加班熬夜损伤阴液等均加重了肾阴亏损程度,日久必影响肝阴;同时高竞争、快节奏的工作环境使人们精神高度紧张,过度思虑劳神伤心,长此以往心神荡漾,浮越于外,不能归舍。肾为先天之本,内育元阴元阳,肾阴亏虚不能上济心火,心火亢盛,扰乱心神,心神不安,导致入睡困难、早醒、醒后难以入睡;肝藏魂,肾阴不足不能滋养肝阴,肝阴虚不能敛魂,魂不入舍,游荡于外,可致夜间梦魇纷繁、易醒;肾阴不足,脑髓失养,导致眩晕、健忘、耳鸣;阴液不足,虚火内生,可致五心烦热、潮热盗汗、口舌干燥;腰为肾之府,肾阴虚则腰失所养,故见腰膝酸软;舌红少苔、脉细数均为阴虚内热之象。

2. 辨治经验

(1)补肾安神汤:本方由杞菊地黄丸加减而成,主治肝肾阴虚证失眠,以滋补肾阴、宁心安神为法,少佐养肝之品。基本方:枸杞子10克,熟地黄15克,山萸肉10克,生山药10克,炒枣仁20克,泽泻10克,丹皮10克,茯苓10克,菊花10克,夜交藤15克。肝肾同源,肾阴充足自可滋养肝阴,下焦肾水充足以上济心火,心火熄则心神安。心肾不交者加黄连、肉桂等,气短乏力者加黄芪、太子参等,大便秘结者加火麻仁、莱菔子、酒大黄等,潮热盗汗者加生地、黄柏、知母等,高血压者加钩藤、赤芍、天麻等,冠心病者或妇女月经不调者,改丹皮为丹参。

(2)调气宁神养生操:徐教授继承了董老的学术思想,创制调气宁神养生操,动作三要领为调姿、调意、调息,其作用核心在于调气积精全神。调姿以养身,调整姿态使身体放松,为调意、调息做好准备;调意以养神,停止思虑,排除杂念,静心以养神;调息以养气,呼出身中之浊气,吸入天地之精气,使气聚于丹田以养先天之精,精化气,气生精,互为充养,气聚精盈则神旺。《景岳全书·传忠录》曰:"盖精能生气,气能生神,营卫一身,莫大乎此。故善养生者,必保其精,精盈则气盛,气盛则神全,神全则身健,身健则病少,神气坚强,老而益壮,皆本乎精。"所以,练习此操可以调气积精全神,促进气血运行,激发人体内在潜能,治病先治神,神安则五脏六腑皆安。徐教授取其安神作用,运用于失眠患者,既可治病又可养生保健,深得患者喜爱。

动作要领:①调姿——调整身体的姿势,全身放松,两腿分开,与肩平齐,双膝微屈,膝盖不超过足尖,两手自然抱球姿态,置于胸前,舌尖轻抵上颚,双目平视微闭;②调意——调节自己的意念,排除杂念,停止思虑,可以想象自己在蔚蓝的大海边或者广阔的草原上,想远不想近,想虚不念实,使内心平静;③调息——调节自己的呼吸,用鼻子吸气呼气,吸气要深入丹田,呼气要缓要慢,吸气与呼气的时间之比是1:3,通过不断练习可以逐渐达到1:6、1:9。每日锻炼1~2次,每次20~30分钟,尤其在睡前半小时练习对改善睡眠作用明显。

注意事项:锻炼时周围环境要安静,免受打扰惊吓;在饭前、饭后一小时内不宜锻炼,以免影响消化功能;练习时间以20~30分钟为宜,最长不应超过40分钟。

3. 验案举隅

赵某,女,60岁,2014年9月30日初诊。

患者失眠1年余,入睡困难,需30分钟以上方可入睡,早醒,醒后不能入睡,多噩梦,夜寐3小时左右,伴腰酸腰痛,耳鸣,听力下降,口干目涩,日间困倦乏力,精神差,食纳可,大便不成形,日一次,小便调,已绝经,舌质淡红,苔白微腻,脉弦细。

中医诊断:失眠,辨证属肝肾阴虚、心神不宁,予补肾安神汤加减。

处方:熟地黄10克,生地黄10克,炒枣仁20克,夜交藤15克,枸杞子10克,山茱萸10克,淮山药15克,菊花10克,茯苓15克,泽泻10克,太子参10克,枳壳10克,炙甘草3克。7剂,水煎服,日一剂。并授以调气宁神养生操锻炼,每日2次,每次20分钟。

二诊:2014年10月8日,患者每日做操两次,每次15分钟,睡眠时间延长至4~5小时,多梦缓解,夜间醒后仍可入睡,伴牙龈肿痛,多汗,食纳可,大便不成形,日一行,小便黄,舌脉同前。继以前法,上方减太子参为6克,加薏苡仁20克,再进7剂,嘱其继续配合锻炼。

三诊:2014年10月14日,患者坚持每日做操2次,每次20分钟,诸症好转,夜寐6~7小时,腰痛减,大便成形,小便调,舌脉同前。效不更方,继予14剂,并嘱继续坚持锻炼。

四诊:2014年10月28日,患者睡眠明显好转,夜寐6~8小时,腰痛减,唯觉口干,右耳耳鸣,食纳可,二便常,舌质淡红,苔白腻,脉弦细。予前方加石斛

10克、黄芩10克,继服7剂。其后续服杞菊地黄丸巩固治疗,嘱其坚持养生操锻炼。6个月后随访,未再复发。

按语:《素问·上古天真论》:"女子七七,任脉虚,太冲脉衰少,天癸竭,地道不通。"此患者老年女性,年已六旬,经水已竭,肾阴亏虚,肾水不能上济心火,君火内扰心神,加之患者平素思虑操劳过度,劳伤心神,心神不宁,故而发为失眠。徐教授以补肾安神汤加减滋补肝肾、养心安神,并授以调气宁神养生操助其安神之力,效如桴鼓。研究表明大部分失眠患者隐藏有焦虑抑郁情感障碍,睡眠质量越差,其焦虑抑郁情绪越严重,同时这种焦虑抑郁情绪又会加重睡眠障碍,形成恶性循环。徐教授在用中药治疗的同时配合非药物疗法调气积精全神,并辅以心理疏导疗法,治病先治神,往往取得良好疗效。

(靳艳果 整理)

五、徐凌云养血、益气、清胆治疗失眠的经验

失眠是常见病、多发病。随着生活节奏的加快、生活压力的增大,本病的发病率越来越高,且随年龄增长而增加。失眠可造成注意不集中、记忆力减退、判断力和日常工作能力下降,严重者可合并焦虑、强迫、抑郁等。此外,失眠还是冠心病和糖尿病等疾病的独立危险因素。长期失眠对于生活和工作会产生严重负面影响,甚至会导致恶性意外事故的发生。因此,治疗失眠对人们的身心健康至为重要。

历代医家对于失眠都有独到的见解。如明代李中梓对不寐证的病因及治疗论述为:"不寐之故,大约有五:一曰气虚,六君子汤加酸枣仁、黄芪;一曰阴虚,血少心烦,酸枣仁一两,生地黄五钱,米二合,煮粥食之;一曰痰滞,温胆汤加南星、酸枣仁、雄黄末;一曰水停,轻者六君子汤加菖蒲、远志、苍术,重者控涎丹;一曰胃不和,橘红、甘草、石斛、茯苓、半夏、神曲、山楂之类。大端有五,虚实寒热,互有不齐,神而明之,存乎奇人耳"。徐教授熟读经典并结合自己多年的临床经验,总结出了益气安神汤、养血安神汤以及清胆安神汤用于治疗失眠,临床收效颇佳。

1. **病因病机** 现代人生活中普遍存在着劳倦太过、饮食不节、忧思过度等不利因素,以致损伤脾胃,脾胃气弱,运化不健,气血生化乏源,不能上奉于心,则心神失养而失眠。《类证治裁·不寐》中说:"思虑伤脾,脾血亏损,经年不寐"。女性经、孕、产、乳等诸般生理变化耗伤阴血,久病、年老或者手术出血等都会导致血虚,心失所养,心神不安而不寐。劳倦思虑亦会导致血虚不能荣养。《景岳全书·不寐》云:"劳倦、思虑太过者,必致血液耗亡,神魂无主,所以不眠。"快节奏的生活导致压力过大,常有情志不遂,气郁生痰,蕴久化热,痰

热互结,扰动心神,则见烦躁不安,失眠多梦。

2. 辨治经验

(1)气虚证:徐教授常用益气安神汤治疗气虚湿阻、心神不宁之失眠,此方由四君子汤加减化裁而成,益气健脾、宁心安神。症见气短,神疲乏力,懒言声低,头晕目眩,心悸自汗,纳少便溏或大便难解,舌淡苔白,脉虚弱。

益气安神汤基本方:党参12克,炒枣仁20克,炒白术10克,茯苓15克,陈皮10克,炒薏米15克,炙甘草3克。

临床加减:畏寒腹痛者,加干姜、附子;气机不畅,胸闷腹胀者加枳壳、厚朴、木香、砂仁;恶心呕吐者加半夏、生姜。

(2)血虚证:徐教授常用养血安神汤治疗血虚失养、心神不宁之失眠,此方由四物汤加减化裁而成,养血和血、宁心安神。症见失眠心悸,头晕目眩,面色无华,健忘,手足麻木,妇人月经不调,量少或经闭不行,舌淡,脉细弦或细涩。

养血安神汤基本方:当归10克,炒枣仁20克,白芍10克,川芎5克,熟地12克,知母3克,茯苓10克,炙甘草3克。

临床加减:兼有气虚者加党参、白术;血虚有寒者加干姜、肉桂、吴茱萸;血虚有瘀者将白芍改为赤芍,加桃仁、红花;肝肾阴虚者加生地、熟地、山萸肉、山药。

(3)痰热证:徐教授常用清胆安神汤治疗痰热扰心、心神不宁之失眠,此方由温胆汤加减化裁而成,清热化痰、和中宁神。症见虚烦不宁,多梦,胸闷脘痞,泛恶嗳气,口苦,头重,目眩,舌偏红,苔黄腻,脉滑数。

清胆安神汤基本方:清半夏9克,炒枣仁20克,茯苓15克,竹茹6克,陈皮10克,枳壳10克,栀子3克,炙甘草3克。

临床加减:嗳气甚者加旋覆花、代赭石;小便短赤者加黄柏、六一散;大便黏滞秘结者加莱菔子、火麻仁。

3. 验案举隅

病案一:

费某,女,60岁,2014年12月31日初诊。

患者少寐30年,现夜寐4~5小时,睡眠轻浅易醒,气短声低,神疲乏力,自汗,食纳可,大便成形,排便不畅,日一行,夜尿频,舌质淡,苔白微腻,脉沉弱。

中医诊断:失眠,辨证属气虚湿阻、心神失养,治宜益气健脾、宁心安神,方用益气安神汤加减。

处方:党参12克,炒枣仁20克,炒白术10克,茯苓15克,陈皮10克,炒薏米15克,炙甘草3克,丹参10克,莲子心5克。7剂,免煎颗粒,温水冲服,日一剂。

二诊:2015年1月6日,患者可寐5小时,诸症缓解,食纳可,二便调,舌质淡红,苔白微腻,脉弦细。上方加灵芝 10 克,继服 7 剂。

三诊:2015 年 1 月 20 日,睡眠时间仍在 5 小时,纳可,大便软,日一行,小便调,舌脉同前。将前方白术加至 12 克,炒薏米加至 20 克,丹参减为 6 克,莲子心减为 3 克,继服 12 剂。

四诊:2015 年 2 月 3 日,睡眠时间可达 6 小时,食纳可,大便软,日一行,小便调,舌质暗红,苔白微腻,脉弦细弱。前方中丹参加至 10 克,继服 12 剂。1 个月后随访,患者睡眠时间维持在 6~7 小时,诸症已愈。

病案二:

朱某,女,70 岁,2015 年 3 月 18 日初诊。

患者失眠 10 年,加重 4 年。入睡困难,早醒,睡眠时间 4~5 小时,自觉气逆,胸部堵闷,脱发,健忘,乏力,偶有心悸,大便日一二行,小便调,舌质淡,苔白微腻,脉弦细小数。

中医诊断:失眠,辨证属血虚失养、心神不宁,治宜养血和血、宁心安神,方用养血安神汤加减。

处方:当归 10 克,炒枣仁 20 克,白芍 10 克,川芎 5 克,熟地黄 20 克,知母 3 克,茯苓 12 克,炙甘草 3 克,太子参 10 克,白术 10 克,枳壳 5 克。6 剂,水煎服,日 1 剂。

二诊:2015 年 3 月 25 日,睡眠略改善,睡眠时间 5~6 小时,仍有入睡困难,早醒,腰膝酸软,食纳可,大便成形,日一二行,小便常,舌质淡,苔薄白,脉弦细小数。将前方中太子参减为 5 克,白芍减为 5 克,川芎加至 9 克,加神曲 10 克,续断 10 克,继服 5 剂。

三诊:2015 年 3 月 31 日,睡眠时间 5~6 小时,入睡改善,睡眠质量明显提高,醒后精神佳,腰膝酸软缓解,食纳可,二便调,舌质淡红,少苔有裂纹,脉弦细小数。前方加牛膝 5 克,再进 6 剂。

四诊:2015 年 4 月 8 日,睡眠改善,中午可午睡半小时以上,夜间睡眠时间 6 小时,精神佳,食纳可,二便调,舌红少苔,脉弦细小数。前方牛膝加至 10 克,继服 12 剂。

五诊:2015 年 4 月 22 日,睡眠时间 6~7 小时,醒后精神状态佳,食纳可,二便调,舌质暗红,苔薄白,脉弦细。效不更方,继予前方 6 剂。其后以八珍颗粒及加味逍遥丸调理善后。随诊 4 个月,未见复发。

病案三:

赵某,女,63 岁,2015 年 2 月 5 日初诊。

失眠 1 年,入睡困难,夜寐 1~2 小时,甚则彻夜不眠,多梦,盗汗,自觉身热,易急躁,口苦泛恶,脘痞纳呆,大便成形,三日一行,小便调,舌质红,苔白腻,脉沉细。

中医诊断:失眠,辨证属痰热扰心、心神不宁,治宜清热化痰、和中宁神,方用清胆安神汤加减。

处方:法半夏9克,炒枣仁20克,茯苓15克,竹茹6克,陈皮10克,枳壳10克,栀子3克,干姜3克,白芍6克,柴胡5克,熟地15克,炙甘草3克。7剂,水煎服,日一剂。

二诊:2015年2月11日,睡眠改善,夜寐3~4小时,晨起恶心干呕,食纳可,二便调,舌淡红,苔白微腻,脉弦细。将上方白芍加为10克,加旋覆花10克,再进14剂。

三诊:2015年3月4日,睡眠时间延长至4~5小时,偶有呃逆,二便调,舌淡红苔薄白,脉弦细。效不更方,继服前方12剂。其后随访3个月,诸症痊愈,未见复发。

4. 体会

失眠的治疗首先要详问病史,关心患者的生活及心理状态。治疗除应用药物之外,还要开解疏导患者的不良情绪,指导其调节生活状态及作息规律,还可辅以调气宁神养生操等非药物疗法。临床病证常虚实错杂,证型多变,常气虚兼有血虚,脾虚兼有痰热等,可两方甚至多方合用,随症加减,灵活变通。

(温蕴洁 整理)

六、徐凌云治疗中老年失眠的经验

睡眠是人类生命活动的重要内容,人一生中三分之一的时间都处于睡眠状态,睡眠和生命健康息息相关。拥有良好的睡眠不仅是健康的保障,更反映了人整体机能状态的正常运行。如今随着生活工作节奏的加速,社会心理负荷增加,越来越多的人被睡眠疾病所困扰。在门诊就诊的失眠患者以中老年群体为主,徐凌云教授擅从肝肾论治,总结如下。

1. 病因病机 失眠,又称不寐,其病因多由情志失调、思虑劳倦、饮食不节、病后体虚、年迈体衰等,致内外邪气所扰,营卫气血失调,精气阴血不足,而使心神不安、或心神失养,神不守舍而发。当今社会背景下,生活节奏加快,精神压力增大,身心疾病发生率逐年增高,故而情志失调、思虑劳倦成为失眠的主要因素。其病理变化总属阳盛阴衰、阴阳失调,病位责之心,与五脏功能失调均有关系。对于年过四十的中老年人,《素问·阴阳应象大论》有言:"年四十,而阴气自半也,起居衰矣。"人的一生是一个渐变的过程,自四十不惑之年,人的机体由盛转衰,步入下坡阶段,掌控人体生长发育的肾精衰耗过半,故而肝肾阴虚是这个年龄段的基础体质。情志过极、思虑劳倦,耗伤气血阴精,肝藏血、肾藏精,无疑加重了肝肾阴虚。《灵枢·营卫生会》云:"夜半而大会,万民皆卧,命曰合阴。"指在夜半子时(23 点—1 点),是阴气汇聚且最盛的时候,当静卧在床处于睡眠状态。而中老年人由于"阴气自半","气血衰,其肌肉枯,气道涩,五藏之气相搏,其营气衰少而卫气内伐,故昼不精,夜不瞑",复因内外邪气所扰,致心神不安、阴阳失调而不寐。更因睡眠剥夺,使肝肾之精血无以收藏而暗耗,如此恶性循环,病情愈加深重。正如《灵枢·邪客》云:"卫气者……昼日行于阳,夜行于阴,常从足少阴之分,间行于五藏六府,今厥气客于五藏六府,则卫气独卫其外,行于阳,不得入于阴。行于阳则阳气盛,阳气盛则阳跷陷,不得入于阴,阴虚,故目不瞑。"故临床上中老年失眠以肝肾阴虚证为常见。

2. **辨治经验** 心主血脉藏神,肝藏血舍魂,心肝血虚,心神失养,则神魂不安,如《景岳全书·不寐》云:"血虚则无以养心,心虚则神不守舍。"肾藏精,是人的先天之本、人体生命活动之源;精血相生,肝肾同源,若肝肾阴血亏虚,一则不能上奉于心,水不济火,心神失养;二则相火妄动,扰动心君;三则肝阳偏亢,上扰心神,使心火盛则神动,肾阴虚则志伤,心肾失交而神志不宁,亦因肝肺阴虚,魂魄不藏,而致不寐、梦魇。如张景岳言:"真阴精血之不足,阴阳不交,而神有不安其室耳。"

对于中老年人肝肾阴虚证失眠者,宜滋补肝肾、降火安神,徐教授擅用杞菊地黄丸加减治疗。其中六味地黄丸滋补肝肾之阴;枸杞子归肝、肾二经,平补肝肾,加强六味地黄滋补肝肾之效;菊花归经肺、肾,有散风清热、平肝明目之效;杞、菊二者增强了养肝明目之效。临证常加酸枣仁、夜交藤、合欢皮,辅以养心血、滋肾阴、舒心郁、安心神;若心火亢盛,则加交泰丸以增交通心肾之效;若有痰郁者,则加菖蒲、远志以解郁化痰、通心宣窍。

3. **验案举隅**

姜某,男,44 岁,2014 年 6 月 24 日初诊。

主诉:不寐 8 年。

入睡困难,每晚口服艾司唑仑片,仍需 1 小时以上方可入睡,夜寐 4~5 小时,夜间易醒 2~3 次,腰膝酸软,口干目赤,头晕耳鸣,疲乏无力,小便黄,大便成形,日一行,舌质红,舌体大,舌苔薄白,脉弦细。

中医诊断:失眠,证属肝肾阴虚、心神不宁,治以补益肝肾、宁心安神,方以杞菊地黄丸加味。

处方:枸杞子 12 克,炒枣仁 15 克,菊花 10 克,生熟地各 12 克,山萸肉 10 克,山药 20 克,枳壳 10 克,茯苓 12 克,泽泻 6 克,炒白术 12 克,夜交藤 15 克,黄柏 3 克,炒薏苡仁 15 克,丹皮 10 克。14 剂,水煎服,日一剂。并嘱调整作息,清淡饮食,睡前少看电视,坚持户外活动每天 1 小时。

二诊:2014 年 7 月 8 日,仍入睡难,服艾司唑仑片每周 3 次,每夜睡眠 4~5

小时,口干目赤,餐后困倦,纳差,大便调,小便黄,舌淡红,苔薄白,脉弦细。上方去炒薏苡仁,枸杞子加至 12 克,丹皮加至 12 克,炒枣仁加至 20 克,继服 12剂。并教授调气宁神养生操配合锻炼,每日 2 次,每次 20 分钟。

三诊:2014 年 7 月 22 日,患者坚持做操锻炼,睡眠改善,已停服艾司唑仑,每夜睡眠 5~6 小时,日间精神可,仍觉口干欲饮,口腔溃疡,纳可,小便黄,夜尿二三次,大便调,日一行,舌质淡红,苔薄黄微腻,脉弦细。上方加金银花 10克,黄柏加至 5 克,继服 12 剂。并嘱坚持养生操锻炼每日 2 次,每次 20 分钟。

按语:该患者年过四十,肝肾阴虚,心阴不足,虚火扰神则不寐,治以滋补肝肾、宁心安神,方用杞菊地黄丸加味。二诊诉入睡难,但腰膝酸软、头晕耳鸣已减,说明滋补肝肾有效,然治疗肝肾阴虚失眠非朝夕之功,故加强滋补之力,且配合养生操锻炼以调气积精全神。三诊效现,仍口干,并发口腔溃疡,为君相火盛之象,故加金银花以清热解毒,黄柏加量以降相火,数剂之后诸症好转。

(李思闻　整理)

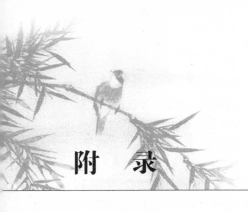

附　录

黄柏

六味地黄丸(《小儿药证直诀》)熟地　山药　山茱萸　茯苓　泽泻　丹皮

水陆二仙丹(《洪氏集验方》)芡实　金樱子

五画

甘麦大枣汤(《金匮要略》)甘草　小麦　大枣

左归丸(《景岳全书》)大怀熟地　山药　枸杞　山茱萸　川牛膝　菟丝子　鹿胶
龟胶

右归丸(《景岳全书》)大怀熟地　山药　山茱萸　枸杞　鹿角胶　菟丝子　杜仲　当
归　肉桂　制附子

龙胆泻肝汤(《兰室秘藏》)龙胆草　山栀　黄芩　木通　车前子　当归　生地　柴胡
甘草　泽泻

归脾汤(《济生方》)人参　黄芪　白术　茯神　酸枣仁　木香　龙眼肉　炙甘草　当
归　远志　生姜　红枣

归芍天地煎(《症因脉治》)天冬　地黄　知母　黄柏　当归　白芍

四妙丸(《成方便读》)川黄柏　薏苡仁　苍术　怀牛膝

四物汤(《太平惠民和剂局方》)当归　熟地　白芍　川芎

白牛宣肺汤(经验方)白僵蚕　杏仁　牛蒡子　前胡　桔梗　荆芥　薄荷　紫菀
甘草

半夏秫米汤(《黄帝内经》)半夏　秫米

圣愈汤(《医宗金鉴》)熟地　白芍　川芎　人参　当归　黄芪

六画

芍药甘草汤(《伤寒论》)白芍药　炙甘草

百合地黄汤(《金匮要略》)百合　生地黄汁

朱砂安神丸(《内外伤辨惑论》)朱砂　甘草　黄连　当归　生地

竹叶石膏汤(《伤寒论》)竹叶　石膏　半夏　麦门冬　人参　甘草　粳米

血府逐瘀汤(《医林改错》)当归　生地　川芎　赤芍　桃仁　红花　枳壳　桔梗　牛
膝　柴胡　甘草

交泰丸(《韩氏医通》)黄连　肉桂

导痰汤(《妇人大全良方》)制半夏　陈皮　茯苓　甘草　枳实　制南星

七画

苍耳子散(《重订严氏济生方》)辛夷　苍耳子　香白芷　薄荷叶

杞菊地黄丸(《医级》)枸杞子　菊花　熟地黄　山茱萸　山药　泽泻　牡丹皮　茯苓

补肝汤(《医宗金鉴》)当归　白芍　川芎　熟地　枣仁　木瓜　麦冬　甘草

补肾安神汤(经验方)枸杞子　熟地　山萸肉　山药　炒枣仁　丹皮　泽泻　茯苓
菊花　夜交藤

补中益气汤(《脾胃论》)黄芪　甘草　人参　当归　橘皮　升麻　柴胡　白术

补阳还五汤(《医林改错》)黄芪　当归尾　赤芍药　地龙　川芎　桃仁　红花

附子理中丸(《太平惠民和剂局方》)炮附子　人参　白术　干姜　炙甘草

妙香散(《苏沈良方》)山药　茯神　茯苓　远志　黄芪　人参　桔梗　甘草　木香　辰砂　麝香

八画

知柏地黄丸(《医宗金鉴》)熟地黄　山茱萸　山药　泽泻　茯苓　丹皮　知母　黄柏

炙甘草汤(《伤寒论》)炙甘草　生姜　人参　生地黄　桂枝　阿胶　麦门冬　麻仁　大枣

泻白散(《小儿药证直诀》)地骨皮　桑白皮　炙甘草　粳米

九画

珍珠母丸(《本事方》)珍珠母　当归　熟地　人参　茯苓　酸枣仁　柏子仁　犀角　沉香　龙齿

茯苓桂枝白术甘草汤(《金匮要略》)茯苓　桂枝　白术　甘草

枳实导滞丸(《内外伤辨惑论》)大黄　枳实　黄芩　黄连　神曲　白术　茯苓　泽泻

栀子豉汤(《伤寒论》)栀子　豆豉

胃苓汤(《太平惠民和剂局方》)苍术　厚朴　陈皮　甘草　生姜　大枣　桂枝　白术　泽泻　茯苓　猪苓

香砂六君子汤(《时方歌括》)木香　砂仁　陈皮　半夏　人参　白术　茯苓　甘草

保和丸(《丹溪心法》)茯苓　陈皮　连翘　莱菔子　山楂　神曲　半夏

活络效灵丹(《医学衷中参西录》)当归　丹参　生明乳香　生明　没药

十画

桂枝加龙骨牡蛎汤(《金匮要略》)桂枝　白芍　生姜　大枣　炙甘草　龙骨　牡蛎

柴胡疏肝散(《景岳全书》)柴胡　陈皮　白芍　枳壳　炙甘草　川芎　香附

柴胡加龙骨牡蛎汤(《伤寒论》)柴胡　龙骨　牡蛎　黄芩　生姜　铅丹　人参　桂枝　茯苓　半夏　大黄　大枣

逍遥散(《太平惠民和剂局方》)柴胡　当归　白芍　白术　茯苓　炙甘草　煨姜　薄荷

家韭子丸(《三因极一病证方论》)家韭子　鹿茸　肉苁蓉　牛膝　熟地黄　当归　巴戟天　菟丝子　杜仲　石斛　桂心　炮姜

健脾安神汤(经验方)炙黄芪　炒枣仁　太子参　炒白术　远志　夜交藤　龙眼肉　茯苓　木香3　当归　炙甘草

通窍活血汤(《医林改错》)赤芍　川芎　桃仁　红花　麝香　老葱　生姜　大枣　黄酒

十一画以上

黄芪束气汤(《儿科要方》)黄芪　白芍　人参　补骨脂　升麻　益智仁　北五味

肉桂

黄连阿胶汤(《伤寒论》)黄连　黄芩　阿胶　白芍　鸡子黄

黄连清心饮(《医学从众录》)黄连　生地　甘草　当归　人参　茯神　枣仁　远志　莲子

黄连温胆汤(《六因条辨》)黄连　半夏　陈皮　枳实　竹茹　茯苓　甘草　大枣

草薢分清饮(《医学心悟》)草薢　白术　车前子　茯苓　石菖蒲　黄柏　莲子心　丹参

酸枣仁汤(《金匮要略》)酸枣仁　知母　川芎　茯苓　炙甘草

磁朱丸(《备急千金要方》)磁石　朱砂　神曲　礞石

清胃汤(《症因脉治》)干葛　石膏　升麻　黄连　生地　山栀　犀角　甘草

清胃散(《兰室秘藏》)当归　生地　丹皮　升麻　黄连

温胆汤(《三因极一病证方论》)半夏　竹茹　枳实　陈皮　甘草　茯苓

滚痰丸(《丹溪心法》引王隐君方》)大黄　黄芩　礞石　沉香

疏肝安神汤(经验方)柴胡　炒枣仁　当归　白芍　丹皮　党参　白术　茯苓　甘草　生姜　薄荷

二、参考文献

[1] 黄帝内经素问.北京:人民卫生出版社,1964.

[2] 灵枢经.北京:人民卫生出版社,1964.

[3] 华佗.华氏中藏经.北京:人民卫生出版社,1963.

[4] 张机.伤寒论校注.北京:人民卫生出版社,1991.

[5] 张机.金匮要略方论.北京:人民卫生出版社,1963.

[6] 孙思邈.备急千金要方.北京:人民卫生出版社,1955.

[7] 王焘.外台秘要.北京:人民卫生出版社,1955.

[8] 赵佶.圣济总录.北京:人民卫生出版社,1962.

[9] 朱震亨.丹溪心法.上海:上海科学技术出版社,1959.

[10] 李杲.脾胃论.北京:人民卫生出版社,1957.

[11] 刘完素.素问玄机原病式.北京:人民卫生出版社,1983.

[12] 张介宾.景岳全书.北京:人民卫生出版社,1997.

[13] 张介宾.类经.北京:人民卫生出版社,1965.

[14] 王肯堂.证治准绳.上海:上海古籍出版社,1991.

[15] 孙一奎.赤水玄珠.北京:人民卫生出版社,1986.

[16] 戴元礼.证治要诀.北京:商务印书馆,1955.

[17] 李梴.医学入门.天津:天津科学技术出版社,1999.

[18] 龚廷贤.寿世保元.上海:上海科学技术出版社,1959.

[19] 徐大椿.兰台轨范.上海:上海卫生出版社,1958.

[20] 沈金鳌.杂病源流犀烛.上海:上海科学技术出版社,1962.

[21] 唐宗海.血证论.上海:上海科学技术出版社,1959.

[22] 赵金铎.中医症状鉴别诊断学.北京:人民卫生出版社,1984.

[23] 赵金铎.中医证候鉴别诊断学.北京:人民卫生出版社,1987.

[24] 邓铁涛.中医证候规范.广州:广东科技出版社,1990.

[25] 徐凌云,高荣林.董德懋内科经验集.北京:人民卫生出版社,2004.

[26] 徐凌云.继承发挥临证录.北京:人民卫生出版社,2011.

[27] 李艳斐,高峰.徐凌云教授从肝脾肾三脏辨治老年失眠经验[J].河北中医,2014,36(11):1607-1608.

[28] 高峰,高英静,李艳斐.徐凌云治疗女性失眠的经验[J].中国中医药信息杂志,2013,20(8):92.